KB036693

살아가면서 여러 증상으로 적어도 한 번 이상 병원을 찾아가게 되는 게 우리의 삶인 것 같다. 이러한 신체의 불편감은 때론 간단한 방법으로, 때론 심각한 질환의 전조 증상으로 다가오곤 하는데 국내 의료 현실상 담당 주치의에게 충분한 시간을 가지고 본인의 증상에 대한 원인 및 해결책을 듣기는 쉽지가 않은 상황이다. 이런 관점에서 볼 때 이번에 출간되는 김영철 원장의 책《사소한 건강 신호》는 수십 년간 임상 경험과 의학적 사실에 근거하여 일차의료현장에서 자주 마주하는 다양한 증상들을 의사의 관점에서 이해하기 쉽게 설명해 주는 안내서로 많은 일반 시민들에게 도움과 공감을 줄 것이다.

강신혁(고려대학교 의과대학 신경외과 교수)

팬데믹 이후 일반인의 건강에 대한 마인드 셋은 예방 의학에 초점이 있지 않을까? 첫 책인《사소한 건강 법칙》에 이어 저자 김영철 원장님 특유의 인간애에 기초한 "건강의 시그널"을 분석한 두 번째 책《사소한 건강 신호》는 의학 사전 역할을 감당할 질병 예방적 생활 백서로서 손색이 없으리라고 자신한다.

강희주(법무법인 광장 변호사)
남유선(국민대학교 법과대학 교수)

30년 동안 환자의 치료와 연구에 전념한 김영철 원장에게는 항상 풋풋한 청년의 인간미가 흐른다. 환자에 대한 사랑과 봉사는 여러 환자에게 밝은 기와 희망을 전달해 주고 있을 것이라 믿는다. 특히, 자주 대화하며 그가 고혈압, 당뇨, 고지혈증에 대한 각별한 연구와 치료 의지를 가지고 전력 연구하고 있다는 것을 느꼈고, 그 결과 새로운 의학 서적을 낸 것에 진심으로 축하한다.

고종제(소설가)

평소에 존경하던 선배님이 신문에 기고하던 칼럼을 모아서 꼼꼼히 정리하여 출간한 《사소한 건강 신호》는 진료실에서 시간적 제한으로 미처 환자들에게 전하지 못한 김영철 원장님의 이야기로 가득합니다. 환자들과의 에피소드가 마치 소설책을 읽는 듯 흥미롭고 재미난 건강 서적입니다.

김범석(법조인)

환자들의 건강을 위해 신문에 연재하던 글이 이렇게 모여 어느덧 책으로 출간되어 기쁘게 생각합니다. 살면서 지나치기 쉬운 건강 신호에 대해 알기 쉽게 정리되어 있어 독자들의 건강에 큰 도움이 되리라 생각됩니다.

김형석(소아과 전문의)

사랑하는 후배 김영철 원장이 지난번 《사소한 건강 법칙》에 이어, 이번에는 《사소한 건강 신호》라는 제목의 책을 출간하였습니다. 가끔 환자분들이 '지난번에 이런 걸 물어본다는 것을 깜빡했다'라고 할 때가 있듯이, 의사도 이런저런 이유로 '저 환자에게 이런 이야기를 더 해 줄 걸…' 하는 아쉬움이 남을 때가 있습니다. 아마도 김영철 원장은 지난번 책으로 다하지 못한 이야기들을 더 풀어내고 싶었던 모양입니다. 환자들이 이야기하는 사소한 증상 하나하나를 세심하게 살피고자 하는 김영철 원장의 정성이 가득합니다. 거듭된 저서의 출간을 축하하며, 건강 문제에 관심이 많은 독자들의 일독을 권합니다.

박용지(방화병원 원장)

이 책은 바쁜 진료 일정 속에서도 환자를 위해 헌신하는 훌륭한 의사(김영철 원장님)의 휴머니스틱한 접근으로 쓰여진 책입니다. 복통, 식욕부진, 발기부전, 떨림, 설사, 소화불량, 구토, 변비, 불면증, 가려움증, 열 등과 같은 증상에 대한 저자의 실제 환자 이야기를 통해 독자들은 더욱 쉽게 건강 관리를 할 수 있을 것입니다.

변우석(코맥스 대표이사)

저의 친한 선배이자 저희 가족의 주치의로서 김영철 원장님은 뛰어난 의술뿐 아니라 진심으로 환자와 공감하는 훌륭한 의사입니다. 환자를 대하는 것과 마찬가지로 글에서도 자칫 우리가 사소하게 생각해서 간과할 수 있는 중요한 의학적 지식을 친근하고 알기 쉽게 전달해 줍니다. 우리가 흔히 경험하는 다양한 신체적 증상에 대한 김영철 원장님의 조언들은 독자들이 건강에 대한 중요한 결정을 내리는 데 귀중한 기초 지식이 될 것입니다. 건강에 관한 궁금증이 생길 때 인터넷보다 먼저 손이 가게 되는 건강 가이드북으로써 모든 분들에게 필독서로 추천합니다.

송규만(홍익대학교 건축도시대학 교수)

1:29:300의 법칙, 어떤 중대 사고가 발생하기 전에는 같은 원인으로 수십 차례의 경미한 사고와 수백 번의 징후가 반드시 나타난다는 것을 뜻하는 하인리히의 법칙이다. 분주히 돌아가는 현대인의 삶 속에서 하나 잊지 말아야 할 것이 있다면 바로 건강이다. 저자인 김영철 원장은 독자들에게 현대인들이 지나칠 수 있는 생활 속의 무심한 건강 신호들을 다시 한번 되돌아보게 하여 건강 사고에 대한 경종을 울린다. 30년 이상 다양한 환자와의 만남을 통해서 득한 것을 다시 나누는 의료계의 하인리히 김영철 원장의 메시지다.

신광수(가톨릭 대학교 보건의료경영대학원 교수)

존경하는 친구 김영철 원장님의 제2호 건강 서적《사소한 건강 신호》발간을 진심으로 축하합니다. 외과 개원 의사의 생활을 누구보다 잘 알기에 그 바쁜 시간을 내어 이렇게 제2호 책을 발간하는 것에 대해 축하를 넘어 경의와 칭찬을 아끼지 않습니다.
큰 사고가 일어나기까지는 백 번의 작은 사고와 미세 증후가 있습니다. 그런 작은 미세 증후가 있을 때 미리 대처하고 예방한다면 큰 사고는 반드시 막을 수가 있습니다.
우리 건강도 마찬가지입니다. 모든 병이 우발적으로 갑자기 일어나는 것이 아닙니다. 큰 병이 나타나기 전에는 사소해서 지나치기 쉬운 여러 증상들과 신호들이 있습니다. 이런 신호들을 미리 알 수만 있다면 우리는 큰 병을 사전에 예방하고 치료할 수 있습니다.
그런 의미에서 주변 모든 분께 김영철 원장님의《사소한 건강 신호》의 일독을 권하며 가정의 주치의 책으로 꼭 한 권씩 가지고 계시기를 추천합니다. 사소한 일독이 결코 사소하지 않고, 우리의 삶을 결정적으로 행복하게 만들어줄 것입니다.

신응진(대한외과학회 이사장, 순천향대학교 부천병원장/외과 교수)

'돈을 잃는 것은 조금 잃는 것이요, 명예를 잃는 것은 많이 잃는 것이요, 건강을 잃는 것은 전부를 잃는 것이다'라고 합니다. 《사소한 건강 신호》는 몸이 나에게 보내는 경고입니다. 이 책을 통해 초기의 변화를 인지해 대처하는 독자들이 많아져서 건강을 지키시기를 바라봅니다.

안제근(설해원 대표이사)

글을 읽는 독자는 한 가지만 명심하면 된다. 모든 질환은 증상을 보이기도 하고 숨겨져 있기도 하다. 원인에 의해 발생하는 단순 증상도 비특이적으로 표현되고 아주 다양할 수 있다. 단순 떨림에서 흉통까지 특이적 증상으로 보이지 않아도 의사가 보면 심오하게 내재된 병까지 염두에 두게 된다. 개원가에서 진지한 병력 청취와 신체 검사로 기저 질환과 현 질환을 이어가는 내용을 담은 현장 체험 외과의사의 경험담을 이해하고 알기 쉽게 정리한 도서로 적극 추천한다.

엄준원(고려대학교 외과학교실)

대학 병원에 있다 보면 적절한 치료 시기를 놓쳐서 중병에 걸린 안타까운 환자들을 자주 보게 된다. 평소 아끼는 대학 후배 김영철 원장이 오랜 기간 진료 현장의 생생한 경험을 바탕으로 전해 주는 사소하지만 정말 중요한 의학 지식을 통하여 많은 사람들이 오래오래 '구구팔팔' 건강한 삶을 누리게 되길 바란다.

이기형(전 고려대학교 의무 부총장 겸 의료원장/교수)

글을 잘 쓰는 사람의 글은 쉽고 단순하다. 오랜 경험이 여과된 통찰력을 일반화된 글로 풀어낼 수 있기 때문이다. 이 책은 김영철 원장이 30여 년 동안의 풍부한 환자 치료 경험을 통찰력으로 녹여 건강에 대하여 쉽고도 단순하게 풀어낸 소중한 내용이 담겨 있다.

이석환(법무법인 서정 대표 변호사, 전 청주검사장)

의학적 상식이 부족한 일반인들을 위해 쉽게 알 수 있도록 설명되어 있는 책입니다. 모든 이의 건강을 위해 이 책을 써 주셔서 감사하고 앞으로의 발전을 응원합니다. 제2권인 《사소한 건강 신호》의 출간을 진심으로 축하드립니다.

이행자(본태박물관 이사장)

현대를 100세 시대라고 하지요? 실제 존재하시는 분들도 계시고요. 수명은 90세, 100세로 길어졌지만 젊음과 건강이 같이 주어진 건 아니지요.

현대인들이 생활에 무심히 병을 기르는 습관과 행동들, 쉽게 살 수 있는 약물의 과남용의 피해를 현장에서 직접 환자를 세밀한 눈으로 관찰 치료한 의료인 김영철 원장님께서 경험한 참 지식들을 일반인들이 쉽게 찾아 보고, 알 수 있게 되는 《사소한 건강 신호》 출간에 감사드립니다. 곁에 두고 늘 손이 가는 건강을 지켜 주는 백서가 될 것 같습니다. 축하드립니다.

정숙희(국제 키피탄 전부총재, 인주E&E 주 회장)

진료실에서 만나는 환자는 여러 가지 증상을 호소한다. 대부분은 충분한 상담과 검사, 간단한 처치 그리고 적절한 약물치료 등으로 해결되지만 간혹 심각한 질환을 가지고 있는 경우도 있다. 저자는 이렇게 다양한 환자분들과의 진료에서 진솔한 상담과 이해하기 쉬운 설명 그리고 질환에 대한 정확하고 신속한 치료로 신망이 높은 듯하다. 일차의료에 임하는 의사가 써 내려간 풍부한 진료 경험과 지식이 담긴 이 책을 통해 모쪼록 많은 분들의 건강에 대한 지식이 더욱 높아지길 바란다.

최광호(외과 전문의)

우리의 인생은 작은 선택과 습관들의 합입니다. 우리 삶의 건강은 작은 일상적인 습관들에서 비롯됩니다. 《사소한 건강 법칙》은 이러한 작은 습관들이 어떻게 우리 건강과 웰빙에 긍정적인 영향을 미칠 수 있는지를 알려 주는 소중한 지침서였습니다.

이번에 새롭게 출판되는 《사소한 건강 신호》는 우리 일상에서 조금만 주의를 기울이면 건강을 더 잘 챙길 수 있는 소중한 조언들로 가득한 책입니다. 이 책은 작은 변화가 큰 차이를 만들 수 있다는 점을 상기시키며, 건강한 삶을 위한 귀중한 가르침을 제공합니다. 무엇보다도, 이 책은 우리의 건강을 개선하고 유지하는 데 필요한 일상적인 습관을 강조합니다. 작은 습관들이 모여 건강한 삶을 만들어 내는 것을 알려 줍니다.

《사소한 건강 신호》는 우리의 건강을 소중히 여기며 실천할 수 있는 조언들을 쉽게 접근할 수 있는 형태로 제공합니다. 이 책은 우리가 더 나은 건강과 웰빙을 향해 나아갈 때 필요한 친절한 안내서입니다. 이 책을 통해 건강은 가장 큰 재산이며 책을 통해 그 가치를 더욱 깨닫게 될 것입니다.

홍현준(연세대학교 의과대학 이비인후과-두경부외과 교수)

오늘도 괜찮다고 말하는
당신이 꼭 알아야 할

사소한
건강 신호

오늘도 괜찮다고 말하는

당신이 꼭 알아야 할

?!

사소한
건강 신호

김영철 지음

가나다

당신이 놓치는 사소한 건강 신호

2021년 4월, 첫 번째 책《사소한 건강 법칙》이 출간될 때만 해도 코로나19바이러스가 전 세계를 강타해 정상적인 모든 일과들이 비정상적으로 내몰렸고, 평범한 직장, 친구들 모임조차도 제한되던 상황이었다. 그 후 2년여가 지난 2023년 현재 코로나는 전 세계적으로 대유행을 지나 엔데믹을 향하고 있으며, 독감처럼 우리에게 친숙한 감염병이 되어가고 있다. 점차 과거에 누렸던 일상들이 회복되는 듯하지만, 미처 코로나 유행 이전으로 회복되지 못한 신호들이 곳곳에서 감지되고 있는 것 또한 사실이다.

아직 회복되지 못한 신호들이 남아 있는 지금, 사소한 건강 시

리즈의 1편인《사소한 건강 법칙》에서 지면이 부족해 미처 말하지 못한 이야기와 여전히 우리 주변에서 흔히 접하고 경험하는 질환과 증상 등의 내용들이 있어서 다시 펜을 들게 되었다. 하루종일 진료를 하면서 의학 칼럼을 주기적으로 연재하고 책의 출간을 준비하는 과정이 때로는 버겁고 힘들게 느껴진 것도 사실이지만, 새로운 최신 의학을 함께 접하고 환자들의 치료에 접목하면서 보람을 느낀 것 또한 사실이다. 우리 병원이 매년 고혈압과 당뇨병 치료 양호병원으로 선정되고 있는 것도, 내과적인 최신 지식을 습득하는데 게을리하지 않고, 꾸준히 준비한 영향이 있지 않나 생각한다.

25년 이상 지역사회의 현장에서 많은 환자들을 만나면서 지금의 환자들은 수 년전보다 많은 의학 상식에 노출되어 있으며, 그들이 앞으로 살아갈 노년의 건강한 삶에 대한 욕구도 함께 커지고 있다는 것을 체감하고 있다. 이제는 의료서비스를 동반할 수밖에 없는 노년의 삶을 데일리 진료에만 의존할 것이 아니라 정부 차원에서 지역의료에 대한 많은 콘텐츠를 연구 개발하여 변화하는 시대적 의료 수요에 발맞춰야 할 시점이라고 생각한다.

우리가 희망하는 건강한 노년의 삶은 곧 축복받은 제2의 인생이다. 여기에 상응하는 우리나라 건강보험제도는 전 세계가 벤치마킹할 정도로 합리적이며, 독특하고 편리하다. 대한민국 국민이라면 누구나 원하는 병원, 전국 어디에서도 양질의 의료서비스와 개인의 수요에 따른 맞춤형 의료 혜택들을 누릴 수 있을 정도로 제도가 잘 마련되어 있다. 일례로 암을 들어 보면 우리나라뿐만 아니라 전 세계 사망원인 1위가 암이다. 이젠 유전적인 요인과 별개로 누구나 걸릴 수 있는 질병이 되었다. 그러나 이제 이러한 암도 지금은 조기치료가 가능하고, 원인에 따른 예후가 좋은 경우는 완치를 바라보는 시대가 되어 더 이상 치료가 막연한 두려움의 대상이 아니다. 이런 유추가 가능한 이유는 합리적인 보험제도와 세계적으로 발전하고 있는 의학기술 덕분이다. 새로운 암 치료 기술, 중입자 치료 등을 통해 좀 더 적극적인 완치에 도달하는 시대에 우리는 살고 있다.

그러나, 제도와 기술만을 믿고 건강에 대해 안심해서는 안 된다. 우리 몸에서 오는 작은 적신호들에 스스로 귀를 기울여야 한다. 작은 증상이 있음에도 증상을 인정하려 하지 않고, 두려워서 참고 지낸다거나 시간이 약이라고 생각하며 지나치려고 하는 행동들은 매우 안타까운 결과를 불러오곤 하기 때문이다. 실제로 사소한 건강 신호들을 간과하고 애써 외면하다가 상황이 악화되어 병원을 찾는 분들을 종종 만난다. 제도와 의료 기술이 우리를 든든하게 받쳐주고 있으나 무엇보다 중요한 건 예방이 아닐까. 스스로를 살피고 몸이 보내는 사소한 신호를 알아차릴 때, 용기 내어 사소한 증상을 조금씩 해결해 나갈 때 우리들은 백세시대를 앞서가는 건강한 노년을 보장받게 될 거라고 생각한다. 30년간의 진료실 이야기를 두 권의 책으로 엮으면서 개인의 잘못된 인식, 생활습관, 식이섭취와 같은 아주 사소한 행동들이 우리가 앓고 있는 질병의 이유가 되고, 이러한 사소한 작은 습관들이 나의 건강을 만든다는 것을 독자들에게 다시 한번 강조하고 싶다.

바야흐로 개인과 국가를 넘어 인류의 미래 건강을 해치는 원인이, 기후변화로 인한 온난화가 화두가 된 지 오래다. 세계 경제까지 흔들고 있는 이 기후변화는 이제 인류의 건강 위기로까지 인식되고 있다. 세계기상기구(WMO)가 공개한 "2022년 전 지구 기후현황 보고서"에 의하면 향후 2023년부터 2027년까지 평균 1.5℃ 이상 높아질 거라는 전망이다. 빨라지고 있는 이 기후변화를 의사로서 매우 우려되는 시각으로 지켜보고 있다. 온난화로 인한 정신건강, 호흡기계, 심혈관계 환자들이 증가함으로써 새로운 의료 수요가 발생할 수 있고, 기후 관련 신종바이러스의 등장과 신팬데믹으로 이어질 수 있음이 우려되기 때문이다. 우리가 희망하는 건강한 노년의 삶은 곧 축복받은 제2의 인생이다. 많은 시대적 변화 속에서 인류가 함께 신경 써야 할 우리들의 건강, 더 나아가 노후의 건강은 곧 인류의 미래라고 말하고 싶다.

공공보건학에 관심이 많은 아내와 오늘도 미래 의학의 새로운 패러다임에 대한 이야기로 가을밤이 익어가는 줄 모른다. 평범한 하루에 감사함을 드리며….

코스모스 가을 향기가 느껴지는 서재에서
김영철

제 1장

?!

놓쳐선 안되는
사소한 건강 신호

얼굴이 부은 건 전날
많이 자서가 아니다, 부종

초등학생 때부터 엄청 개구쟁이라 허구한 날 다쳐서 병원을 자기 집처럼 드나들던 17세 남학생이 어느 순간부터 뜸하더니 오랜만에 내원했다. 남학생은 눈동자가 보이지 않을 정도로 얼굴과 몸이 퉁퉁 부은 상태로 한 눈에 보기에도 부종이 매우 심했다.

"선생님, 오늘 자고 일어났더니 얼굴이 이렇게 부었어요."

"언제부터 부종이 있었니? "

"일주일 전부터 조금씩 붓는다고 느끼긴 했는데 오늘 자고 일어나니 이렇게 되어 있었어요."

마치 시합에서 치열한 난타전을 치러 눈이 안 떠질 만큼 부은 권투 선수와 유사한 모습이었다. 심각한 상태라는 것을 어렵지 않게 알 수 있었다.

"우선 혈액 검사와 소변 검사를 해보자."

다음 날 검사 결과가 나왔다. 소변에서 다량의 단백뇨(Protein-uria)가 검출되었으며, 혈액 검사상 단백질의 일종인 알부민(Albumin)이 많이 감소하여 정상수치의 1/3 수준으로 떨어져 있었고, 콜레스테롤과 중성지방이 증가해 있었다. 전형적인 신증후군(Nephrotic syndrome)이었다.

신증후군은 소변을 만드는 최소단위인 사구체 내의 혈관투과성이 증가해 평소 빠져나가면 안 되는 혈액 내의 단백질이 소변을 통해 혈관 밖으로 다량 빠져나가 부족해지고, 그 결과 혈액의 삼투압이 감소하여 혈관 내의 물이 혈관 밖 간질조직에 고이면서 부종이 발생하는 병이다. 면역을 담당하는 단백질과 혈액응고인자가 부족해지면서 감염에 취약해지고 혈액응고 장애 등이 동반될 수 있어 빨리 치료해야 하는 심각한 질환이다. 학생과 보호자에게 병에 대해 자세하게 설명을 하고 상급병원 신장내과로 전원하였다. 환자는 1년 정도 꾸준히 치료하여 현재는 약물치료도 받지 않고 있으며 재발 없이 잘 지내고 있다.

　이 학생처럼 심각한 신장병에 의한 부종도 있으나 우리가 주변에서 보는 부종들은 대부분 일시적인 것이며 휴식을 취하거나 저염식 등 음식 조절만 잘해도 발생을 줄이고 예방할 수 있는 생리적 부종인 경우가 대부분이다. 부종은 붓는 범위에 따라 전신부종과 국소부종으로 나눌 수 있으며 이들에 관한 원인과 치료에 대해 간단히 서술하고자 한다.

전신부종

전신부종은 몸 전체가 붓는 부종으로 서두에 언급한 학생처럼 신장에 질환이 있거나 심장, 간, 갑상선 질환이 있을 때 발생한다. 심장 이상에 의한 부종은 주로 울혈성심부전(Heart failure)이나 심장판막증(Valvular heart disease)에 의해 발생하며 호흡곤란과 함께 전신부종이 나타날 수 있다. 간 질환에 의한 경우는 간경화가 진행되면서 간이 알부민을 만들지 못해 저알부민혈증이 발생하고, 그 결과 복강에 물이 차는 복수와 함께 전신부종이 발생한다. 이 경우 알부민을 주사로 투여하면 일시적인 증상 개선을 기대할 수 있다. 진료 현장에서 특히 고령의 환자들이 기운이 없다고 알부민주사를 원하는 경우가 생각보다 많은데 이는 잘못된 것이며 일부 간경화

환자에만 선별적으로 사용되는 치료제임을 다시 한번 알려준다.

갑상선기능저하증(Hypothyroidism)의 경우 점액부종(Mixe-dema)이라는 특수한 형태의 부종이 발생한다. 점액부종은 진피 내에 점액이 쌓여 피부가 붓는 것으로 정강이 부위에서 시작하여 병이 진행됨에 따라 더 넓은 부위로 부종이 생기게 된다. 이상에서 언급한 질환으로 인한 전신부종은 각각의 질환에 대한 치료와 이뇨제의 적절한 사용, 염분 제한과 알부민주사 등을 이용한 대증적인 치료로 개선될 수 있다.

기타 원인으로는 약물을 꼽을 수 있다. 스테로이드, 진통소염제(NSAIDs), 고혈압 약제 중 1세대 칼슘차단제, 일부 당뇨치료제 등이 부종을 일으킬 수 있으며, 고용량을 장기간 복용할 경우 더 많이 발생하며 약제를 중단하거나 다른 약제로 바꾸면 대부분 개선된다. 고혈압과 당뇨를 치료 중인 환자인데 다리나 몸 등이 이유 없이 붓는다고 느낀다면 담당 주치의 선생님과 상의해서 해결할 수 있는지 알아보기 바란다.

국소부종

국소부종은 특정 부위가 붓는 부종으로 정맥, 림프관의 이상 또는 국소염증(농양, 봉와직염 등)에 의해 발생한다. 대표적인 예로 하지

정맥류와 같은 정맥부전증과 림프부종이 있다. 정맥부종은 정맥 판막이 손상되면서 혈액이 역류해 발생하며, 림프부종은 림프계의 질환이나 이차적인 손상에 의해 발생한다. 아프리카의 일부 국가에서는 기생충 감염에 의한 림프관의 폐쇄로 림프부종이 많이 발생하며 그 외 대부분의 경우 림프절을 절제하는 악성종양의 수술이 원인이다.

대표적인 림프부종은 유방암으로 유방절제술과 액와부(겨드랑이) 림프절절제술을 시행한 환자의 10~15%(많게는 30~40%까지 보고됨)에서 수술한 쪽 팔에 발생하는 것으로 알려져 있다. 이러한 림프부종이 발생한 경우 마사지와 탄력 스타킹으로 치료할 수 있으며, 최근에는 폐쇄된 림프관을 정맥에 연결하는 림프관정맥문합술 또는 림프절(관) 이식술이 치료에 이용되어 점점 우수한 치료 결과를 발표하고 있다.

우리의 몸은 60%가 물로 구성되어 있으며 이중에 2/3는 세포 내에 존재하고 1/3은 세포 밖에 존재하고 있다. 지나친 염분과 수분을 섭취하면 세포 내의 수분이 세포 밖 간질조직에 축적되어 부종이 발생하게 되는데 신장, 간, 심장의 이상이 동반되면 병적으로 부종이 발생하게 된다.

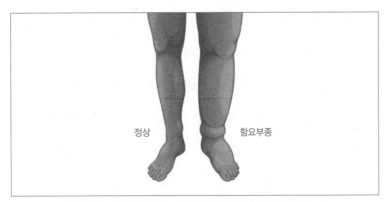

정상   함요부종

함요부종은 피부를 눌렀을 때 원래로 돌아오지 않고 자국이 남는다.

그렇다면 부종의 정도는 어떻게 확인할 수 있을까? 부종의 정도를 확인하고 심각한 정도를 알아보는 간단한 방법이 있다. 다리의 정강이 뼈 앞부분을 손으로 눌렀다 떼어보는 것이다. 이때 들어간 깊이가 2mm 이하면 1단계, 8mm 이상이면 4단계로 구분한다. 이정도 되면 우리 몸에 수분이 2~3ℓ 이상 증가하였다고 볼 수 있다.

전날 과식을 하거나 짜게 먹은 후 몸이 부어 아침에 일어나 신경 쓰인 경험이 누구나 한두 번은 있을 것이다. 이 정도 부종은 누구나 실생활에서 가끔 경험하는 일이고 크게 신경 쓸 필요는 없다. 하지만 평소에 경험하지 못한 심한 부종이 있거나 호흡곤란과 복수를 동반한 부종, 국소부위의 열과 통증을 동반한 부종이 있으면 병원을 방문하여 반드시 그 원인을 찾아보아야 한다.

미각도 나이가 든다,
식욕부진

필자가 초등학생 때였던 걸로 기억한다. 1970년대였던 당시에
는 먹을 것이 지금처럼 풍족하지 않아 대부분 집에서 부모님이 간
식을 만들어주곤 했는데 어쩌다 용돈을 받으면 집 앞의 가게로 달
려가 보름달 빵과 크림빵을 주저 없이 사 먹었다.

지금도 그 당시를 생각하면 입에 침이 고일 정도로 내게는 가장
맛있는 간식거리였는데 최근에 그 빵을 다시 먹을 일이 있었다. 추
억의 식품이라며 아이가 들고 온 상자에 보름달 빵이 들어있었던
것이다. 단 일초의 망설임도 없이 크게 한 입 물어 먹어 보았다. 그

런데 어릴 때 먹었던 빵 맛이 아니었다. 처음엔 요즘 식재료도 풍부하고 빵 만드는 기술도 많이 발전했을텐데 왜 전과 같은 맛을 내지 못하지? 하면서 투덜거렸는데 이내 내 나이가 떠올랐다. 50대 후반인 내 입맛이 예전과 달라져서 그때의 맛을 나의 혀가 온전히 느끼지 못하고 있다는 결론을 내렸다.

여러분도 과거에는 맛있게 먹었는데 나중에 다시 먹었을 때 예전 같지 않음을 느껴본 경험이 있을 것이다. 이는 우리 혀에 미뢰 (Taste bud)라는 구조물이 있기 때문이다. 각각의 미뢰에는 수십에서 수백 개의 미각세포(Taste cell)가 있는데 이 미각세포가 혀에 닿은 음식물의 화학적 자극을 뇌로 전달하여 맛을 느끼게 되는 것이다.

개인마다 차이는 있으나 한 사람의 혀에는 2,000~5,000개의 미뢰가 있으며 40대 중반 이후 미뢰에 있는 미각세포가 감소하면서 맛을 전처럼 예민하게 느끼지 못하게 된다. 특히 쓴맛과 신맛을 느끼는 세포는 상대적으로 오래 유지되고, 단맛과 짠맛을 덜 느끼게 되어 점점 음식을 짜고 달게 먹게 된다.

어릴 때 당시 70대였던 친할머니가 '왜 이렇게 소태를 씹은 것처럼 입이 쓰냐?'라며 어머니에게 타박 아닌 타박을 하셨던 게 어렴풋이 생각난다. 개인적으로 보름달 빵을 제일 맛있게 먹었던 나의 미각이 다시 돌아오지 못할 거라고 생각하니 아쉬움도 남고, 식욕도 없어지는 듯하다.

식욕(Appetite)은 여러 가지 기전에 의해 이루어지는데 먼저 뇌의 시상하부(Hypothalamus)는 식이 조절에 관여하는 위장관과 기타 조직에서 분비되는 식욕 관련 호르몬 배출과 뇌의 신경전달을 총괄하는 중요한 기관이다. 위에서 분비되는 호르몬인 그렐린(Ghrelin)은 공복에 많이 분비되어 식욕을 촉진시키는 작용을 하고, 지방조직에서 분비되는 호르몬인 렙틴(Leptin)은 식후에 포만감을 느꼈을 때 분비되며 식욕을 억제하는 역할을 한다. 그 외에 인슐린과 여러 호르몬들이 식욕을 촉진하고 억제하는 작용을 하며 적당한 식욕과 체중을 유지할 수 있게 도와준다.

어쩌면 식욕부진은 나이가 들면서 미각, 후각, 시각 등의 감각이 떨어지고 위장관의 운동능력이 약해지면서 자연스럽게 나타나는 현상일 수도 있다. 그러나 식욕부진을 호소하며 병원에 내원하는 환자들 중에는 우울증, 치매 같은 정신적인 문제, 자식들과 떨어져 혼자 사는 독거 문제, 경제적인 문제, 음식을 씹지 못하는 건강상의 문제 등이 다양하게 얽혀 있는 경우가 의외로 많다. 이런 경우 각각의 원인에 따른 적절한 처방으로 해결하려고 노력한다.

우울증을 동반한 식욕부진의 경우 레메론(Mirtazapine, 항우울제)이 효과가 있으며 실제 임상에서는 트레스탄, 메게이스(Megestrol acetate) 등이 식욕을 증진시키는 효과가 있어 처방되고 있다. 필자의 경우 부신피질호르몬제 소량을 단기간 사용하고 장 운동 촉진제 등을 함께 처방하여 식욕부진을 개선시킨 환자가 많아 상황에 따라 사용하고 있다.

단기간의 식욕부진, 체중 감소와 복통, 구토 등을 동반하지 않는 식욕부진은 대부분 일시적이며 걱정할 필요는 없다. 하지만 식욕부진이 통상 2주 이상 이어지거나 체중 감소를 동반한 식욕부진은 악성종양, 갑상선 질환, 부신기능저하, 심장, 폐 질환 등의 심각한 질환과 연관이 있을 수 있으니 반드시 병원을 방문하여 원인을 찾아보기를 바란다. 식욕부진을 호소하는 환자의 대부분은 노인이며, 장기간의 식욕부진은 섭식저하로 이어져 근육량의 감소를 일으키고, 그 결과 체중 감소가 발생하며 조기사망에까지 이를 수 있는 만큼 가족이나 의료진은 면밀하게 검사해서 원인을 찾고, 결과에 따라 식이 섭취에 도움이 되는 여러 방안을 찾아 함께 해결하는 노력을 해야 한다.

가려움증의 해결책은
약이 아닐 수 있다

"원장님, 제가 몇 년 전부터 온몸이 가려워 견딜 수가 없어서 찾아왔습니다."

어느 추운 겨울날 다소 마른 체형을 가진 70대 중반의 남성이 중절모를 지긋이 눌러쓰고 진료실로 들어오셨다. 환자는 동네 병원은 물론, 유명하다는 피부과도 다 찾아다녔지만 전혀 차도가 없었다고 토로했다. 난감한 상황이었다. 내가 무슨 도움을 드릴 수가 있을까 걱정부터 되었지만 천천히 문진(질문을 하면서 환자의 증상에 대해 알아보는 가장 기본적이며 중요한 진료기법)을 진행했다.

"약을 드셔도 증상이 똑같이 나타났나요? 약 말고 다른 치료도 시도해보셨나요?"

"병원에서 처방한 약을 먹으면 잠시 괜찮다가 약효가 떨어지면 가려워서 잠을 설쳤어요. 긁다가 밤을 새운 게 하루 이틀이 아니에요. 그리고 일주일에 한 번, 주기적으로 목욕탕에 가서 세신사에게 때를 밀었어요. 그럼 잠시 시원하고 괜찮아지는 것 같더라고요."

환자는 약 외에도 보습제, 연고, 한방치료까지 다 해봤지만 별로 신통한 효과를 보지 못한 상태였다. 진료를 온 것도 큰 기대를 하고 왔다기보다는 혹시나 다른 치료법이 있을까 해서 온 것이라며 말을 줄였다.

이미 여러 병원에서 가려움증에 대한 거의 모든 치료를 받아 본 환자에게 특별히 처방할 약은 없었다. 항히스타민제와 몇 가지 약 정도를 고민하다 다른 방법을 제안했다.

"환자분 이렇게 하시지요. 저도 다른 병원에서 드셨던 약 말고는 따로 처방해드릴 약이 없을 것 같아요. 다만 일주일에 한 번 목욕탕 가서 때 미는 것은 하지 마시고, 손발 이외에는 비누 칠도 당분간 하지 말아 보세요. 그리고 목욕 후엔 반드시 보습제를 충분히 발라보세요."

"원장님이 말씀하신 것들 다 해봤습니다. 제가 느끼기에 큰 도움이 안 되는 것 같아서 지금은 제 마음대로 경험상 좋아지는 느낌이 있으면 그대로 하고 있습니다."

문진을 통해 결정적인 사실을 확인했다. 환자는 며칠간 치료를 따라 해보고 효과가 없으면 바로 포기하고, 다른 방법을 찾아보고 안되면 포기하고, 또 다른 방법을 찾고 있었던 것이다.

"환자분 오랫동안 여러 가지 치료를 해 보신 거 같은데 가장 기본적인 치료를 너무 가볍게 생각하신 것 같습니다. 연세가 드시면 피부가 약해지고 건조해져서 외부 자극에 과민해질 수 있거든요. 일단 피부 보습을 꾸준히 하시고 때 미는 거는 다시 말씀드릴 때까지 멈추세요. 한 달 후에 다시 보겠습니다."

그렇게 진료 후 한 달이 지나 다시 내원한 환자는 표정부터 밝아 보였다. 환자는 이후 수개월간 같은 방법으로 피부를 관리하였고, 현재는 가려움증에서 완전히 해방되어 평범한 일상생활을 하고 계신다. 가끔 고혈압약을 처방받으러 오시는데 지금도 내가 하는 첫 번째 질문은 "가려운 거는 좀 어떠세요?"이다.

앞서 소개한 환자 정도는 아니더라도 대부분 생활하면서 가려움증을 느껴본 경험이 있을 것이다. 우리의 피부는 겉부터 표피층(Epidermis), 진피층(Dermis), 피하지방(Subcutaneous fat)으로 구성되어 있다. 표피층은 가장 겉층부터 각질층, 투명층, 과립층, 유극층, 기저층의 5개 층으로 구성되어 있으며 이곳엔 신경과 혈관이 없어 다치더라도 피가 나지 않고 통증을 느끼지 못한다. 각질층은 피부 장벽이라고도 불리며 외부 자극이나 공격으로부터 우리의 몸을 1차로 보호하는 중요한 방어막 역할을 하고 있다. 표면은 피지선에서 분비된 기름 성분인 피지가 덮고 있어 피부를 보호하고 건조하지 않게 하는 역할을 하며 표면 안쪽에서는 각질층을 구성하는 각질세포 사이를 세라마이드, 지방산, 콜레스테롤 등이 채우고 있어 피부 안의 수분이 피부 외부로 빠져 못하게 하여 피부의 보습을 유지시키게 된다.

가려움증을 일으키는 원인은 크게 전신 질환과 피부 질환으로 나눌 수 있으며 그 외에 항생제, 소염제 등의 약물과 음식이 원인인 경우도 종종 있다. 전신 질환은 만성 신부전, 황달을 일으키는 간 담도 질환, 당뇨병, 갑상선기능항진증과 저하증 등에서 발생할 수 있으며 질환에 대한 적절한 치료가 가려움증을 개선하는데 도움이 된다. 피부 질환은 아토피 피부염, 접촉성 피부염, 기타 습진성 피부염과 두드러기, 옴, 이, 곰팡이에 의한 감염이나 벌레물림 등에 의해서 발생한다. 앞서 설명한 환자의 경우처럼 피부건조증이 있으면서 피부 장벽이 약해진 상태에서 잦은 목욕과 때밀이 등

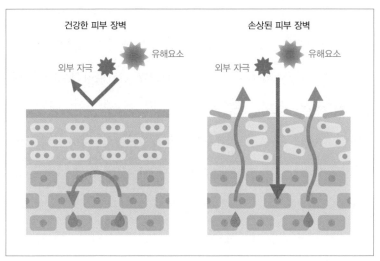

피부 보습을 지키는 피부 장벽

주기적으로 과도한 자극을 주게 되면 여러 치료에도 좋은 효과를 보지 못할 수 있다.

가려움증으로 피부를 심하게 긁으면 피부에 상처가 나고 심하면 피부궤양, 색소침착과 같은 후유증을 동반할 수 있어 일단 가려움증을 없애려는 노력을 해야 한다.

이에 대한 치료제는 크게 전신투여제(경구약과 주사제)와 국소투여제로 나누어 볼 수 있으며 전신투여제는 항히스타민제와 스테로이드가 쓰인다. 주로 항히스타민제를 사용하게 되며 가려움증과 발진이 심하거나 급성으로 두드러기 등이 나타나는 경우 스테로이드를 경구 또는 주사제로 짧은 기간 동안 사용해 볼 수 있다. 항히스타민제는 1세대, 2세대, 3세대로 발전하고 있으며 현재는 졸음과 입마름, 변비 등의 부작용이 적은 2, 3세대 항히스타민제를 주로 사용한다.

또한 가려움증은 스트레스를 받거나 긴장할 때 악화될 수 있어 마음을 편하게 하는 것도 중요하다. 카페인이 함유된 커피, 홍차, 초콜릿 등과 알코올은 가려움증을 악화시킬 수 있어 피하는 것이 바람직하고 피부를 시원하게 하는 것이 도움이 되어 멘톨이 함유된 로션 등도 사용해 볼 수 있다.

무엇보다 가려움증은 여러 원인에 의해 발생하기 때문에 원인을 회피하고 예방하는 것이 중요하다. 평소 목욕과 사우나를 자주 이용한다면 이용횟수를 줄이고 저자극 세정제를 사용하는 등의 사소한 노력이 도움이 될 수 있다. 또한 목욕이나 세안 후 피부가 마르기 전에 보습제를 충분히 바르는 것이 매우 중요하다는 것을 다시 한번 강조한다.

기침을 보면
병이 보인다

하루는 30대 중반의 여성이 병원에 내원해 3개월 이상 기침이 지속되고 있다고 호소했다.

"목 안이 간질간질한 느낌이 들어 자꾸 기침을 하게 되고, 그러고 나면 잠시 좋아지는 느낌이 들다가 곧 다시 같은 증상이 생겨요."

기침은 낮에 호전되었다가 밤에 다시 심해진다고 하였으며 가래나 객혈(피가 섞인 가래)은 없었다. 청진상으로도 기도 천명음(쌕쌕 거리는 소리)과 수포음(거품이 터지는 소리) 등 기관지 잡음은 들리지 않았다.

"혹시 담배를 피우시나요?"

"술과 담배는 전혀 안 하고 해본 적도 없습니다."

흉부 엑스선 검사와 폐기능 검사를 시행하였으나 모두 정상 소견이었다. 목 안을 살펴보니 인후부에 가래 같은 분비물이 보였다. 코 점막은 붓거나 충혈된 소견이 없었다.

"환자분 후비루 증후군(상기도 기침 증후군)이 의심되는데요. 이는 만성기침을 일으키는 가장 흔한 원인 중 하나입니다. 혹시 모르니 부비동 엑스선 검사를 해보시지요."

잠시 후 나온 결과에서 좌측 상악동에 염증 소견이 보였다.

"아마도 부비동염(축농증)때문에 2차적으로 후비루 증후군이 생기고 부비동에서 흘러내린 분비물이 인후부의 기침 수용체를 계속 자극해서 기침이 유발된 것 같습니다."

환자는 이비인후과로 전과해서 부비동염을 치료하였고 현재는 만성 기침으로부터 해방되어 편안한 일상을 지내고 있다.

먼지가 많은 작업장을 지나가다 또는 음료를 마시다가 사레가 들어 기침을 해본 경험은 누구나 있을 것이다. 기침은 외부의 유해 물질로부터 기도와 기관지 등 우리의 호흡기를 보호하고 지키기

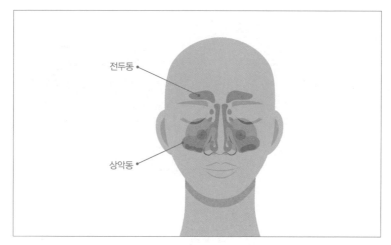

부비동의 구조. 부비동은 코 주위의 뼈 속에 있는 빈 공간이다. 부비동에서 분비된 점액이 코를 통해 배출되지 못하고 부비동 안에 고일 경우 염증이나 질환이 발생할 수 있다.

위한 자연스러운 방어기전으로 나타나는 생리 현상이다. 우리가 겪는 대부분의 일시적인 기침은 문제가 되지 않으나 경우에 따라 병적인 컨디션으로 인해 기침이 발생하기도 해 주의가 필요하다.

기침은 기간에 따라 나누며, 3주 이내는 급성 기침(Acute cough), 3주에서 8주 사이는 아급성 기침(Subacute cough), 8주 이상은 만성 기침(Chronic cough)으로 정의한다.

우리가 가장 주목해야 할 기침은 만성 기침이다. 급성이나 아급성 기침은 대부분 시간이 지나 원인이 해결되면 증상이 개선되며 심각한 질환에 의한 경우는 거의 없다.

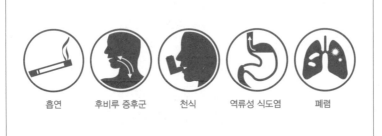

기침을 일으키는 다양한 원인

만성 기침을 일으키는 가장 흔한 질환은 앞에서 언급된 환자의 경우와 같은 후비루 증후군이다. 후비루 증후군으로는 비염이나 축농증 등이 있으며 분비물이 인후부로 흘러내려 기침 수용체를 자극하여 기침이 발생한다. 이는 원인 질환이 치료되면 함께 좋아지는 특징이 있다. 또 다른 질환으로는 천식과 역류성 식도염이 있으며, 이 질환들 역시 각각의 질환에 대한 적절한 치료가 기침을 개선시킨다.

그 외에 호산구성 기관지염, 기관지 확장증 등도 드물지만 만성 기침의 원인이 될 수 있다. 특히 기관지 확장증은 과거에 앓았던 백일해, 홍역 등의 호흡기 감염으로 인한 염증이 반복되며 기관지 벽이 손상·확장되어 발생하는 것이다. 이는 화농성 객담(고름 같은 가래)이나 객혈을 동반할 수 있어 세심한 관리와 치료가 필요하다.

마지막으로 폐암도 만성 기침으로 자신의 존재를 드러내기도 한다. 그러나 이러한 증상이 발생했을 때는 이미 폐암이 많이 진행된 상태로 치료가 어려운 경우가 많다. 정기검진에서 흉부 엑스선 검사와 저선량 컴퓨터단층촬영(CT) 등으로 미리 확인하는 것이 폐암을 조기진단하는데 매우 중요함을 알려주고 싶다.

기침은 가래의 유무에 따라 마른 기침(Dry cough)과 젖은 기침(Wet cough)으로도 나눌 수 있다. 마른 기침은 후비루 증후군, 역류성 식도염, 천식 등이 있을 때 발생하며 젖은기침은 만성 기관지염, 기관지 확장증, 결핵, 폐렴 등에서 볼 수 있어 기침의 양상에 따라 원인 질환을 유추할 수 있다.

감기나 독감에 걸린 후 1~2주의 기침은 흔히 있을 수 있고 크게 걱정을 하지 않아도 되지만 3주 이상 지속되는 기침은 병원을 방문하여 검사해 볼 것을 권한다. 특히 8주 이상의 기침은 원인 질환을 정확히 찾아 치료해야 기침의 고통으로부터 벗어날 수 있다. 무엇보다 고령의 환자는 기침을 하다 골절이나 요실금 등 심각한 장애를 유발하는 경우도 있어 더욱 신경 써서 치료해야 한다.

내가 먹는 약이
딸꾹질의 원인일 수 있다

"이틀 전부터 딸꾹질이 시작됐어요. 1분에 10번 정도씩 하는데 숨을 참아봐도, 따뜻한 물을 마셔봐도 똑같아요."

민간요법을 따라해봐도 딸꾹질이 멈추지 않는다고 찾아온 60대 남성 환자는 3일 전에 감기 약을 복용했는데 그때부터 딸꾹질이 시작된 것 같다고 이야기했다. 그러나 확인된 감기약은 흔히 처방하는 약으로 딸꾹질의 원인으로 보기는 힘들었다.

"원장님! 생각해보니까 몇 달 전에도 감기약을 먹고 딸꾹질을 했던 적이 있어요. 그때는 대수롭지 않게 생각하고 넘어갔는데 또 이러는 걸 보니 약 때문인 거 아닌가 의심스러운 생각이 들어서요."

환자의 말에 몇 달 전 처방받은 약과 현재 복용 중인 약을 비교해 보니 콧물과 코막힘 증상을 개선하기 위해 가장 흔히 처방하는 항히스타민제가 공통으로 쓰였다는 사실을 알게 되었다. 공통으로 처방된 약이 딸꾹질의 원인인지 확실하지는 않았지만 일단 다른 약물로 교체해서 처방하였고, 다행히 환자의 증상이 개선되었다.

이와 같이 우리가 흔히 복용하는 약들도 딸꾹질의 원인이 될 수 있다. 딸꾹질의 발생기전은 아직 명확히 밝혀지지 않았으나 횡격막신경, 미주신경과 교감신경이 작용하는 것으로 알려져 있다. 이러한 신경이 자극을 받으면 횡격막과 늑간 근육이 갑자기 경련성 수축을 일으킴과 동시에 기도 입구인 성문이 닫히면서 특징적인 소리가 주기적으로 난다는 것이 정설이다. 생리 현상이라 크게 걱정할 필요는 없으나 간혹 심각한 질환의 증상으로 나타날 수 있어 주의를 요하기도 한다.

필자가 수련의 시절에 위암으로 위전절제술을 시행한 환자가 잘 회복하던 중 수술 후 7일 경에 갑자기 발생한 딸꾹질이 멈추지 않는다고 호소한 일이 있었다. 당시 주치의였기에 진찰을 진행하였으나 열도 없고 복부 통증도 없어 수술 후 일시적으로 생길 수 있는 증상이라고 안심시켰다. 하지만 아침 회진 중에 만난 환자는 밤새 딸꾹질을 해 잠을 제대로 자지 못했다고 힘들어했다.

수술 후 문제가 생겼을 가능성이 있어 선배 수련의 선생님, 교수님과 상의 후에 복부 CT를 시행하였고 횡격막하 농양이 의심된다는 결과가 나왔다. 수술 후 생긴 횡격막하 농양은 수술문합부의 누출이 강력히 의심되는 상황이었다. 지체할 시간이 없었다.

환자와 보호자에게 응급수술을 해야 하는 상황임을 설명하고 바로 수술실로 향했다. 개복을 해보니 걱정했던 것보다는 문합부의 누출이 심하지 않아 농양을 제거하고 재문합술을 시행한 후에 수술을 무사히 마무리했고 그 후에 환자는 별다른 후유장애 없이 잘 회복하여 퇴원하였다.

만약 이 환자가 딸꾹질을 하지 않아 누출을 발견하지 못한 채 시간이 흘렀다면, 복강 전체에 염증이 생기거나 열을 동반한 패혈증으로 이어졌을지도 모른다. 뒤늦게 합병증이 발견되어 수술의 기회조차 얻지 못했을지 모른다. 딸꾹질이 누출을 발견하는 계기가 된 것처럼 딸꾹질이 심각한 질환의 증상으로 나타날 수 있다는 점을 인지하고 있어야 한다.

위에서 언급한 환자들은 매우 드문 경우이고, 딸꾹질을 일으키는 흔한 원인은 위의 급성팽만을 유발하는 과식을 했을 때, 음식을

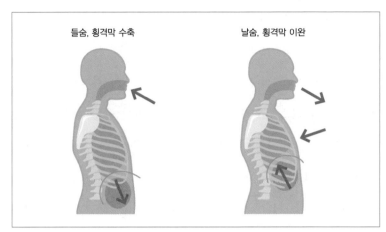

들숨, 횡격막 수축   날숨, 횡격막 이완

들숨과 날숨에서의 횡격막 변화

급하게 먹었을 때, 맵거나 차가운 음식을 갑자기 먹었을 때, 정신적인 충격이나 공포, 흥분된 상태일 때, 급격한 온도 변화를 겪었을 때 등이 있다. 역류성 식도염(GERD), 요독증, 알코올중독, 중추신경계 이상, 항생제 스테로이드, 마약 등의 약물 등도 원인이 될 수 있다.

딸꾹질의 원인은 매우 다양하나 대부분 일시적으로 나타난다. 보통 이틀 이내의 딸꾹질을 일과성 혹은 급성(Acute) 딸꾹질이라 하며, 이틀에서 두 달 사이의 딸꾹질을 지속성(Persistent) 딸꾹질, 두 달 이상을 난치성(Intractable) 딸꾹질로 구분하며 급성 딸꾹질은 대부분 별다른 치료 없이 저절로 좋아진다. 지속성, 난치성 딸꾹질은 그 원인에 대한 적절한 검사가 먼저 이루어져야 하며 원인 질환을 치료함으로써 딸꾹질도 해결할 수 있다.

집에서 딸꾹질을 치료하는 방법들을 몇 가지 소개하면 입천장을 설압자나 티스푼으로 자극하여 구토 반사 유발하기, 몸을 앞으로 90° 숙인 뒤 찬물 마시기, 설탕 한 스푼을 목 안에 넣어 삼키기, 숨을 참고 배에 힘주기 등이 있다. 이는 모두 미주신경을 자극해서 흥분된 신경을 정상화시켜 호흡 근육의 수축을 억제시키는 방법들이다. 이렇게 해도 딸꾹질이 해결되지 않는다면 병원을 방문하여 원인을 찾아보고 필요하면 약물치료를 시도해 볼 수도 있다.

3명 중 1명은 소화불량으로 병원을 찾는다

식사 후에 더부룩함을 느낀다거나 음주 후 속이 쓰리는 등 소화가 안되어 불편함을 느낄 때 우리는 소화불량이라고 표현한다. 소화불량은 소화기 증상 중 하나로, 전 인구의 30% 정도가 소화불량을 주소로 병원을 찾은 경험이 있다고 알려져 있을 정도로 흔하다.

소화불량은 식사나 음주 후의 더부룩함, 통증, 속 쓰림, 조기 포만감 등 다양한 증상으로 나타나며, 먹는 음식의 종류, 운동의 유무 등이 영향을 준다. 이외에도 스트레스와 유전적인 요인도 작용하는 것으로 알려져 있다.

어느 날은 60대 초반의 여성이 6개월 전부터 시작된 소화불량을 주소로 내원하였다.

"선생님, 요즘 음식을 먹고 나면 속이 더부룩해요. 어떤 날은 쓰리기도 하고요. 가끔은 매슥거리기도 해요."

"어떤 음식을 먹어도 그러시나요? 예를 들면 기름지거나 자극적인 음식을 먹고 난 후에 더 심해지거나 하지는 않으세요?"

"최근에는 속이 좋지 않다 보니 주로 죽같이 부드러운 음식을 주로 먹었는데요. 가끔 고기가 먹고 싶어서 조금 먹으면 확실히 소화가 더 안되는 느낌이 있긴 한 것 같아요."

"혹시 증상이 생긴 후에 내시경 검사와 다른 검사들은 해보셨나요?

"네! 위, 대장 내시경 모두 해보고 혈액 검사도 해보았는데 위염이 약간 있는 것 말고는 큰 문제 없다고 하더라고요."

환자는 한 달 후쯤에 복부 초음파 검사도 예약했는데 며칠 사이 증상이 심해져 소화제라도 처방받고 싶어서 왔다고 했다. 때마침 환자가 공복 상태여서 복부 초음파 검사를 미리 진행하였고, 검사 결과 경중의 지방간 소견과 담낭에 2cm 지름의 담석이 발견되었으며 췌장, 신장, 비장 등에는 특이 소견이 없었다.

"쓸개에서 담석이 발견되었어요. 크기가 2cm면 많이 큽니다. 무증상으로 우연히 검사에서 발견되었다면 좀 더 지켜봐도 되겠지만 제 생각에는 환자분의 증상이 아마도 담석증으로 인한 것이 아닌가 합니다. 상급병원에서 좀 더 검사를 해보시고 수술 여부를 결정하시는 게 좋을 것 같습니다."

한 달 후, 환자는 수술을 마치고 복부에 있는 수술 부위의 상처를 치료하기 위해 병원에 내원했다.

"수술은 잘 되었다고 하나요?"

"네, 그때 선생님께 진료 보고 바로 큰 병원에 가서 진료를 했는데 담도(간에서 만들어진 담즙이 십이지장으로 내려오는 길)에서도 돌이 발견되었어요. 내시경으로 돌을 제거한 후에 담낭을 떼어 내는 수술을 받았어요."

"이제 소화가 안 되어 고생하는 일은 없겠네요. 다행입니다. 다만 담낭이 없는 분들은 과식을 하거나 기름진 음식을 먹으면 소화가 잘 안될 수 있으니 주의하는 거 잊지 마시고요."

"예! 수술한 지 며칠 안 되었는데 음식 먹는 게 훨씬 부담이 덜 되는 것 같습니다. 일찍 발견해서 그나마 다행입니다. 선생님 감사합니다."

이 일은 사소한 증상도 간과해서는 안 된다는 것을 보여준 사례다. 이 환자는 사소한 증상도 무시하지 않고 병원을 방문한 덕분에 질환을 일찍 발견할 수 있었고, 무사히 치료받은 후에 이제 쓸개 빠진 사람이 되었다고 우스갯소리를 던지고 돌아갔다.

이 환자처럼 기질적 원인이 있는 소화불량의 경우 원인 질환을 치료하면 증상이 개선된다. 하지만 대부분의 소화불량은 기질적 원인이 있는 소화불량이 아닌 기능성 소화불량인 경우가 많다. 기능성 소화불량은 다음 네 가지 조건을 고려한다.

- 불쾌한 식후 포만감
- 불쾌한 조기 만복감
- 불쾌한 상복부 통증
- 불쾌한 상복부 속쓰림

최근 6개월 이전부터 증상이 계속 되었으며 최근 3개월 이내에 위 네 가지 증상 중 한 가지 이상의 증상이 있었고, 병력 청취나 각종 검사에서 증상을 일으킬만한 기질적인 질환의 증거를 찾지 못한 경우를 '기능성 소화불량(Functional dyspepsia)'이라고 정의한다. 기능성 소화불량은 비교적 모든 연령대에서 고루 발생하며 여자가 남자보다 6:4의 비율로 더 많이 생긴다고 알려져 있다.

진료실에서 만성적인 소화불량을 호소하는 환자를 보면 모두는 아니지만 스트레스를 많이 받는 내성적인 성격이거나 식사를 급하게 하는 습관을 가진 환자가 많다. 스트레스는 자율신경계 중에 교감신경을 자극하여 장의 운동성을 떨어트려 소화를 방해한다.

급하게 먹는 습관은 먹은 음식이 소화효소가 많이 존재하는 침과 미처 섞이지 못하게 할 뿐만 아니라 음식을 잘게 부수는 치아의 기본적인 저작기능을 생략하게 한다. 그렇게 되면 잘게 부서지지 않은 음식이 위장관 아래로 내려가 위와 장에 이중으로 부담을 주게 되고 소화불량을 겪게 되는 것이다.

또한 급하게 먹는 습관은 비만의 원인이 되기도 한다. 식후 20분쯤 지나면 지방세포에서 식욕억제 호르몬인 렙틴이 분비되는데, 이 렙틴이 분비되기도 전에 짧은 시간 동안 다량의 음식을 먹어 칼로리를 과하게 섭취하게 되고, 비만으로 이어지게 되는 것이다. 또한 술, 카페인 함유 음료와 탄산음료 등도 소화불량을 심화시킬 수 있음으로 소화불량 환자는 피하는 것이 바람직하다.

소화불량은 누구나 경험하는 흔한 증상으로 대부분 일시적이고 식이조절만으로도 해결되는 경우가 많지만 다음과 같은 증상과 동반되는 소화불량은 반드시 병원을 방문하여 검사를 받아 보기를 권유한다.

- 체중 감소를 동반하는 소화불량

- 혈변, 검은변, 토혈을 동반하는 소화불량

- 빈혈을 동반하는 소화불량

- 위암, 대장암 등 소화기계통에 악성종양의 가족력이 있는 경우

- 야간의 격심한 복통을 동반하는 소화불량

- 40세 이상이면서 내시경 검사를 한 번도 받은 적이 없는 환자
  의 소화불량

- 복부에 종물(Lump)이 촉진되는 소화불량

- 턱이나 어깨 쪽으로 방사되는 흉통을 동반하는 소화불량

마지막으로 위에서 언급한 식습관과 스트레스 관리, 운동 등 생활요법의 변화를 실천하고도 해결되지 않는 소화불량은 병원에서 위장운동 촉진제나 위의 용적을 넓혀주는 등의 약물치료가 가능하니 가까운 병원을 방문하여 진료해보기를 추천한다.

설사가 4주 이상 지속되면
심각한 질환일 수 있다

"설사가 안 멈춰서 너무 힘들어요. 복통은 덤이고요."

20대 초반의 남성이 수개월째 지속되는 설사와 복통을 주소로 병원에 내원했다. 고등학생일 때부터 종종 설사를 해 병원에서 과민성대장증후군을 진단받고 그때그때 약을 처방받아 먹었다고 한다.

"설사하면서 피가 섞여 나오거나 점액질처럼 미끄러운 액체가 대변과 같이 묻어 나온 적은 없나요?"

"네, 그런 적은 없었습니다."

"과민성대장증후군일 가능성이 많아 보이지만 다른 장 질환에 의한 증상일 수도 있어요. 가급적 빠른 시간 내에 대장 내시경 검사를 해보는 것이 좋겠네요."

어머니와 함께 내원한 환자는 군인이었다. 잠시 휴가를 나온 상황이라 바로 검사를 진행할 수 없는 입장이어서 다음 휴가일에 맞춰서 검진을 예약하라고 안내해드리고 내복약만 처방하여 보냈다. 환자는 그 후 1년 정도 지나서 감기 증상으로 병원에 내원했고, 이전 검진 결과가 궁금해 환자에게 그때 대장 내시경 검사를 받아 보았냐고 물어보았다.

"선생님! 선생님하고 진료하고 두 달 후에 대학병원에서 대장 내시경 검사를 받았는데 소장 끝부분에 염증이 보인다며 크론병이라고 말씀하시더라고요."

"저도 그럴 가능성이 있어서 검사를 해보는 것이 좋겠다고 말씀드렸던 거예요. 힘들지만 이 질환은 꾸준히 치료하고, 관리해야 하는 질환입니다."

이처럼 드물지만 설사도 심각한 질환의 한 가지 증상으로 나타날 수 있음을 알려주고 싶다. 설사는 대변의 유동성이 증가하여 하루에 200g 이상의 묽은 변을 보면서 하루 3회 이상 대변 보는 현상으로 정의한다. 설사는 증상의 발생 기간에 따라 구분하며, 2주 이내의 설사는 급성 설사, 4주 이상 지속되는 설사는 만성 설사, 2~4주 사이의 설사는 아급성 설사로 분류한다.

급성 설사는 90% 이상이 감염성 설사이다. 세균이나 바이러스에 감염된 음식이나 조리도구, 음식을 만드는 사람의 손을 통해서 발생하며, 감염된 음식이나 음료 섭취 후 수시간에서 1~2일 후에 증상이 나타난다. 대부분 일주일 안에 회복되지만 설사와 구토가 심하거나 고열이 동반되면 탈수와 전해질의 불균형이 발생하여 혈관을 통한 수액주사를 투여하여야 하는 환자들도 많이 있다.

이런 수액치료는 면역력이 약한 어린이나 만성 질환을 가지고 있는 노약자의 경우 더욱 치명적일 수 있어 조기에 적극적으로 시행해야 한다.

이렇게 대부분의 환자가 급성 설사이고, 수액과 전해질을 공급해주면서 치료하면 며칠 내에 자연회복되지만 4주 이상 지속되는 만성 설사는 서두에 언급한 환자처럼 심각한 질환의 증상으로 나타날 수 있다는 것을 항상 고려해야 한다.

만성 설사는 급성 설사와는 다르게 대부분 비감염성 원인에 의해 발생하고 발생기전에 따라 삼투성 설사, 분비성 설사, 염증성 설사, 지방변으로 구분할 수 있다. 삼투성 설사는 장내에 흡수되지 않는 고삼투성 대변으로 인해 장관 내로 수분과 전해질이 이동하면서 발생한다. 이는 락타아제(유당 분해효소) 결핍으로 인한 당불내성이 있거나 마그네슘과 같은 설사를 유발하는 약을 장기 복용했을 때, 흡수되지 않는 당성분인 솔비톨, 만니톨 등을 과량 복용했을 때 발생한다.

분비성 설사는 대변의 수분과 전해질이 장으로의 흡수보다 장관 내로의 분비가 더 많을 때 발생한다. 염증성 설사는 장 점막의 염증으로 수분이 제대로 흡수되지 않아 발생하며 크론병, 궤양성 대장염, 장결핵, 방사선 치료 후 생긴 장염 등에서 발생할 수 있다.

지방변은 지방의 흡수에 문제가 있을 때 발생하며 만성 췌장염, 간경화, 담관 폐쇄 등의 질환의 증상으로 나타날 수 있다. 다이어트 약으로 사용 중인 제니칼(Orlistat, 오르리스타트)의 경우 지방분해효소를 억제하여 체내로의 지방 흡수를 억제하지만 부작용으로 흡수되지 않은 지방이 지방변 형태로 설사처럼 나올 수 있다.

이처럼 설사는 다양한 원인에 의해 발생하기 때문에 설사를 일으키는 정확한 원인을 찾는 것이 무엇보다 중요하다. 복통과 혈변을 동반한 설사, 야간 설사(설사 때문에 자다가 일어남), 잔변감을 동반한 설사, 발열과 관절통 등을 동반하는 설사는 반드시 병원에 방문하여 설사의 원인을 찾아야 하는 경고 증상이니 참고로 기억해두면 좋겠다.

탈수의 심각한 정도와 동반 증상에 대한 평가가 제대로 이루어지면 치료는 대부분 어렵지 않다. 하지만 지금도 아프리카 등 일부 국가에서는 설사로 인한 탈수 등으로 일 년에 백만여 명이 목숨을 잃을 정도로 심각한 질환으로 남아 있는 것이 사실이다. 하루 이틀 정도의 경미한 설사는 수분 공급과 식이 조절만으로 수 일 내에 호전되지만 입 마름이 심하거나 겨드랑이에 땀이 감소하고 소변량이 줄어드는 등 탈수가 심해지는 증상이 보이면 빨리 병원에 내원하여 정맥주사를 통해 부족한 수분과 전해질을 보충해주는 것이 매우 중요함을 다시 한번 강조한다.

만성 설사를 일으키는 원인 중에는 우리가 흔히 접하는 약물인 항생제, 진통제, 혈압약, 당뇨약, 소화제와 건강에 좋을 거라고 아무 생각 없이 복용하는 건강 보조식품도 설사를 유발할 수 있으니 최근에 새로 약을 복용하거나 약제를 바꾼 후 설사가 발생했다면 주변의 약사나 의사와 상담하여 약에 의한 설사가 아닌지 확인이 반드시 필요하다.

또한 설사는 장내로 들어온 균이나 독소를 배출하기 위한 우리 몸의 정상적인 방어기전이므로 설사를 멈추기 위해 무분별한 지사제(스멕타, 아레스탈 등)의 사용은 독소와 균 등이 장내에 오래 머물게 하는 결과를 초래함으로 궁극적으로 바람직하지 않으며 꼭 복용이 필요할 경우 의사와 상담 후에 복용하기를 마지막으로 당부한다.

건강 균형을 깨는
변비

　최근 두세 달 전부터 변비 증상이 생겼다며 70대 여성 환자가 병원에 내원하였다. 환자는 당뇨와 고혈압이 있어 10년 전부터 약물 치료 중이고, 평소에도 대변 보기 힘들 때가 있었지만 이번처럼 몇 달 이상 지속된 건 처음이라고 이야기했다.

　"변이 토끼 똥처럼 딱딱하거나 연필처럼 가늘게 나오지는 않았나요?"

　"딱딱하진 않은데 최근에 가늘게 나오기는 한 것 같아요. 요즘 밥맛이 없어서 식사를 많이 못 했거든요. 그래서 그런지 체중이 좀

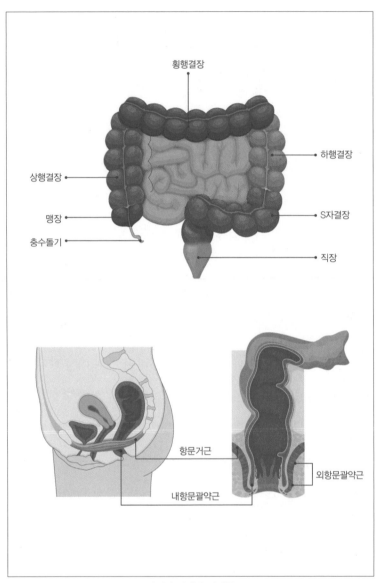

횡행결장

하행결장

상행결장

맹장

충수돌기

S자결장

직장

항문거근

외항문괄약근

내항문괄약근

변비와 연관된 장기들

빠지고 기운이 없어진 것 같아요."

고령의 환자에게 갑자기 변비가 생기고, 변이 가늘어지고, 체중 감소가 나타나면 필자와 같은 외과의사는 대장암을 가장 먼저 의심한다.

"환자분 검사실로 가서 간단한 직장경 검사(Rectoscopy)를 해볼까요?"

직장경을 항문에 삽입하기 전에 직장 수지 검사(항문에 손가락을 넣어 항문관과 직장 안을 촉진하는 검사)를 먼저 시행하였다. 항문 입구로부터 약 5cm 상방에 딱딱하고 표면이 불규칙한 종물(mass)이 촉진되었다. 역시 직장암이 강력히 의심되어 보호자와 환자에게 병에 대하여 설명해드리고 상급병원으로 전원하였다. 전원 후 진행된 검사 결과 다행히 다른 장기로 전이되지 않아 수술 후 잘 회복되었으며 비로소 변비 증상도 해결되었다.

우리는 살면서 변비로 여러 번 불편을 겪는다. 대부분 일시적이고 단기간이기 때문에 크게 문제되지 않아 가볍게 넘기며, 대변 보기가 조금만 어려워도 변비라고 칭하곤 한다. 하지만 변비에도 진단 기준이 있다. 다음 기준 중 6개월 전에 시작한 2가지 이상의 증상이 3개월 이상 지속되는 경우에 변비로 진단하게 된다.

변비의 진단 기준

1	일주일에 3회 미만으로 대변을 보는 경우
2	덩어리지거나 딱딱한 대변을 1/4 이상에서 보는 경우
3	대변을 보고 난 후 잔변감이 1/4 이상에서 있는 경우
4	배변 시 항문이 막힌 느낌이 1/4 이상에서 있는 경우
5	배변 시 과도한 힘을 주어야 대변을 보는 경우기 1/4 이상인 경우
6	원활한 배변을 위해 부가적인 처치가 1/4 이상에서 필요한 경우 (예: 관장이나 수지배변유도 등)

변비는 발생 원인에 따라 1차성 변비와 2차성 변비로 나눈다. 변비 환자의 대부분을 차지하는 1차성 변비는 기능적 변비라고도 하며 우리나라 전체 인구 중 15~20%의 환자가 있는 것으로 추정된다.

흔한 증상인 만큼 대부분은 변비에 대처하는 나름의 노하우를 가지고 있으나 근거 없는 민간요법이나 변비약의 남용으로 이어져 변비를 더욱 악화시키는 경우도 많은 것으로 추측된다. 실제 병원에서 진료 후 치료를 받는 환자는 전체의 16% 정도에 그쳐 의료인들의 더 많은 노력과 홍보가 필요한 시점이다.

2차성 변비를 일으키는 질환으로는 갑상선기능저하증, 당뇨병,

대장암 등이 있으며, 척추 질환에 의한 신경 손상으로도 발생할 수 있다. 또한 여러 약제(항콜린제, 뇌전증 치료제, 마약 유사약제, 파킨슨병 치료제, 일부 고혈압약)들에 의해서도 변비가 생길 수 있다. 이 경우에는 원인 질환에 대한 치료가 이루어지면 변비도 자연스럽게 좋아질 수가 있다.

변비 치료의 기본은 충분한 식이섬유 섭취(20~25g)와 하루 2ℓ 정도의 물을 먹는 것이다. 식이 섬유는 대변의 부피를 키워주어 장내 음식물이 대장을 통과하는 시간을 빠르게 해주는 효과가 있어 이상적인 변비 치료제라고 할 수 있다.

식이섬유가 풍부한 음식으로는 해조류, 고구마, 호박, 바나나, 키위 같은 과일과 아몬드, 땅콩과 같은 견과류가 있으며 특히 견과류는 기름이 함유되어 있어 원활한 배변활동에 도움이 될 수 있으므로 규칙적인 섭취를 하기 바란다. 식습관 외에도 유산소 운동(달리기, 줄넘기 등)과 함께 규칙적인 배변을 보는 습관, 정서적인 안정도 중요하다.

이와 같은 노력에도 불구하고 변비 증상이 개선되지 않으면 병원을 방문하여 변비에 대한 원인 검사와 치료를 받는 것이 바람직하다. 검사는 혈액 검사, 대장 내시경 검사, 대장 통과시간 측정,

직장항문내압 검사 등을 순차적으로 시행할 수 있다. 검사 결과에 따라 치료 방침이 결정되지만 병원에서 처방하는 변비 치료제는 크게 4가지 정도로 나눌 수 있다.

우선은 부피형성 완하제(아기오과립, 실콘정 등), 삼투성 완하제(마그밀정, 듀락칸시럽, 포탈락산 등)를 많이 처방하며 효과가 없으면 자극성 완하제(센나, 비사코딜 등)를 추가로 사용하기도 한다. 최근에는 장운동 촉진제(레졸로정)가 다른 약에 호전이 없는 만성 변비환자에게 적용되어 효과를 보고 있다.

각각의 변비 치료제는 경미하거나 심각한 부작용이 발생할 수 있어 반드시 담당 의사와 상담 후에 복용하여야 함을 명심하길 바란다. 아울러 변비 자체는 생명을 위협하는 질환은 아니나 심각한 변비를 가지고 고생하는 환자들은 하루 일과 중에 변보는 일이 가장 중요하고 심각한 미션일 정도로 삶의 질을 좌우하는 질환이기도 하다.

마지막으로 대장 검사를 받아 본 적이 없는 50세 이후에 발생한 변비, 가느다란 변을 동반한 변비, 빈혈이 함께 있는 변비, 대장암과 염증성 장 질환의 가족력이 있는 환자의 변비, 체중 감소가 동반된 변비, 혈변을 보이거나 대변 검사에서 잠혈 반응 양성을 보이는 변비환자는 대장암을 비롯한 심각한 질환에 의한 변비

의 가능성이 있으니 바로 병원을 방문하여 적절한 검사를 받아
보길 바란다.

제 2장

?!

위기를 말하는
건강 신호를 알아차려라

구역과 구토는
다르다

"원장님, 음식을 조금만 먹어도 바로 먹은 것을 모두 다 토하고 배가 쥐어짜듯이 아파요."

60대 중반의 남성 환자가 이틀 전부터 시작된 구토와 복통을 주소로 내원했다.

"혹시 술을 자주 드시나요? 아니면 최근에 폭주를 하신 적 있으신가요?"

"술은 거의 안 마셔요. 친구들이나 만나면 분위기상 한두 잔 마시는 정도예요."

환자는 그냥 보기에도 병색이 짙었다. 일단 환자를 침대에 눕힌 후에 촉진, 타진, 청진 등 기본적인 검사를 하였다. 장 운동 소리가 많이 증가되어 있었고 만지면 복부 전체에서 압통(눌렀을 때 느끼는 통증)이 느껴졌다. 다행히 열은 없었으며 혈압, 맥박, 호흡수 등 활력징후는 모두 정상이었다.

"복부 엑스선 검사와 기본적인 혈액 검사를 해보죠."

엑스선 검사상 다발성 공기액체층(Multiple air fluid level)이 관찰되었다. 장폐색(장이 꼬이거나 막힌 상태)이 강력히 의심되는 엑스선 소견이었다. 장이 막히니 음식물이 통과하지 못하고 복통과 구토를 유발하게 되는 것이다.

"음…과거에 수술받은 경험이 있으신가요? 이런 소견은 복부 개복 수술 경험이 있는 환자들에게서 가끔 나타나는 건데요. 장이 유착되면서 발생하는 기계적 장폐색(Mechanical intestinal obstruction) 소견입니다.

"네! 10년 전 급성 충수염으로 수술한 경험이 있어요. 그런데 그게 이제 와서 문제가 될 수도 있나요?"

"드물지만 그럴 수도 있어요. 일단 금식하고 수액치료하면 대부분 좋아지지만 경과가 악화되면 개복 수술을 해야 하는 최악의 상황이 될 수 있으니 유심히 지켜보면서 치료해야 할 것 같습니다."

고령이면서 만성 질환이 있고, 활력징후가 안정되지 않았으면 일차 의료기관에서 치료하기 힘든 상황이었지만 다행히 이 환자는 다른 문제가 없어 금식과 수액과 전해질을 공급하며 하루를 지냈고 다음 날 다행히 아주 건강해 보이는 모습으로 다시 병원을 찾았다.

다시 진행한 청진상 장의 운동 소리는 모두 정상으로 회복된 상태였고, 복부를 눌러도 어제만큼 아파하지 않았다. 복부 엑스선 검사에서도 공기액체층이 전혀 보이지 않았다. 금식을 유지하며 유착에 의해 꼬였던 장이 저절로 풀리고 재개통되면서 증상이 비교적 빨리 해결된 것이다. 하루 만에 극적으로 좋아진 것에 필자도 많이 놀랐고 환자도 매우 행복해했다. 그래도 며칠은 주의가 필요하여 부드러운 유동식을 소량부터 먹기 시작해 양을 조금씩 늘려가라고 설명드리고 무엇보다 비슷한 증상이 재발하면 먹지 말고 병원으로 바로 오셔야 한다고 강조했다.

구역은 구토가 나올 것 같은 불쾌한 느낌이고, 구토는 위장관의 내용물이 입을 통해 밖으로 배출되는 현상으로 정의할 수 있다. 구토는 후복벽과 위장관의 수축이 동시에 일어나며 발생하는 것으로 단순히 위의 내용물이 입으로 올라오는 위식도 역류와는 차이가 있다.

토사물이 기도를 막아 위험한 상황에 처하는 일이 생기기도 하지만 일반적으로 구토는 대부분 일시적이며 단발로 끝난다. 일주일 미만의 구토를 급성 구토라고 하며 급성 위장염, 식중독, 요로결석, 신우염, 급성 췌장염이 있을 때 주로 발생한다. 대부분의 구토가 급성 구토에 해당된다. 반면 한 달 이상 지속되는 구토는 만성 구토라고 하며 편두통, 어지럼증이 있는 환자나 기계적 장폐색이 자주 발생하는 환자도 만성 구토를 일으킬 수 있다.

구토를 발생 시간이 아닌 원인에 따라 복강내 질환, 복강외 질환, 약물 및 대사 질환으로 구분하기도 한다. 복강내 질환으로는 장폐색, 장염, 담낭염, 췌장염, 충수염, 간염 등이 원인이 될 수 있으며, 복강외 질환으로는 심근경색, 전정계 질환, 뇌 질환(종양, 출혈) 등이 구토를 유발한다. 이외에 임신, 요독증, (부)갑상선 질환, 알코올중독, 항암치료, 악성종양 등도 원인이 될 수 있다.

또한 구토물의 성상에 따라 감별진단이 가능하다. 혈액이 섞인 토사물이 있으면 소화성궤양, 종양 그리고 위의 토사물이 식도를 통과하면서 위식도 경계부 점막이 찢어지며 출혈이 발생하는 질환인 말로리바이스증후군 등을 의심할 수 있다. 역한 냄새를 동반하거나 노란 담즙을 포함한 구토는 장폐색일 가능성을 강력히 시사하는 소견이다. 체중 감소를 동반하는 경우는 악성종양이나 장 폐색에 의한 구토일 가능성이 높다.

대부분의 구토 원인은 환자의 병력과 간단한 진찰만으로도 알 수 있으나 혈액 검사, 방사선 검사, 초음파 검사, 내시경 검사 등을 해야 하는 경우도 있다. 복강외 질환으로 인한 구토는 뇌, 전정계 질환에 대한 추가 검사가 필요할 수 있다.

치료는 원인 질환에 대한 근본적인 해결이 기본이며, 탈수가 심하게 동반된 환자는 입원 치료가 안전할 수 있다. 실제 임상에서는 항구토제인 조프란(Ondansetron, 온단세트론), 맥페란(Metoclopramide, 메토클로프라미드) 등이 많이 쓰이며 구토 원인에 따라 에리트로마이신, 덱사메타손 등이 사용될 수 있다.

과음 후 혹은 상한 음식 등을 섭취하여 발생하는 구토는 대부분 하루 이틀 만에 해결되기 때문에 걱정하지 않아도 되지만 반복적인 구토로 심한 탈수와 체중 감소가 동반되거나 혈액이 섞인 구토를 할 경우 반드시 병원을 방문하여 원인에 대한 검사와 적극적인 치료를 반드시 병행해야만 한다.

몸이 보내는
위험 신호, 열

코로나가 절정에 달했을 때 우리는 식당, 카페, 병원, 도서관 등 실내에 들어가려면 무조건 체온측정을 해야 했다. '정상 체온입니다'라는 소리를 들어야만 일상을 누릴 수 있었다. 사람의 정상 체온은 측정 부위, 연령에 따라 차이가 있다. 개인의 체온도 측정 시간마다 달라 오전 4~6시 사이에 가장 낮고 오후 4~6시 사이에 가장 높게 측정된다. 각 시간대를 비교했을 때 체온의 차이는 0.5~1℃로 크지 않으며 이를 '체온의 주기 변화'라고 한다. 1세 이하 유아기 때의 정상 체온은 37.5~37.7℃이고, 65세 이상 고령층의 정상 체온은 36~36.5℃로 1℃ 이상 차이가 나지만 보통 성인의 경우 구강 온도 기준 오전 6시에 37.2℃ 이상, 저녁 6시에 37.7℃를 초과하는 경우에 열이 있다고 말한다.

코로나는 체온 측정 방법에도 영향을 주어 비대면 생활이 일상화되면서 고막 체온계에서 비접촉 체온계로 바뀌고 있는 추세다. 그러나 체온은 주변 환경에 영향을 많이 받고, 측정 부위마다 다를 수 있어 정확한 체온 측정이 필요한 환자의 경우 다른 체온 측정 방법을 병행하거나 여러 번 측정해야 하는 번거로움이 있는 것이 사실이다. 우리 신체 내부의 체온을 가장 정확하게 반영하는 곳은 항문관 위의 직장 상부 6cm 위치에서 측정한 체온이지만 실제 진료 현장에서는 불편할 뿐 아니라 항문과 직장의 손상도 유발할 수 있어 거의 사용하지 않는다.

열에 대해 이야기하면 떠오르는 환자가 있다. 몸에서 열감이 느껴진다며 병원에 내원한 60대 남성이었다.

"몸에서 열이 나는 것 같아요. 몸에 힘도 없고요."

고막 체온계로 두 차례 측정해보니 37.8℃, 37.7℃로 미열이 있는 상태였다. 전신 무력감과 체온 상승 외에 다른 증상은 없었으나 열이 나는 원인 중 가장 흔한 것이 감염이므로 일단 흉부 엑스선 검사와 혈액 검사, 소변 검사 등을 시행했다.

"일단 검사 결과는 이상이 없습니다. 혈액 검사상 염증 수치도 정상이고, 소변도 깨끗하고, 흉부 엑스선 검사도 정상입니다."

"원장님, 그럼 어떻게 해야 할까요?"

"보통 열은 감염에 의한 경우가 대부분인데 드물게 다른 만성, 악성 질환에 의해서도 열이 날 수 있습니다. 종합적으로 건강 상태를 면밀히 체크해 봐야 할 것 같습니다."

상급의료기관에서 검사를 받을 수 있도록 의뢰서를 써드리고 환자를 돌려보냈다. 얼마 후 내원한 환자는 심각한 표정으로 말문을 열었다.

"대장암을 진단받았어요. 며칠 후 수술하기로 일정을 잡았는데 수술 전 검사에서 초기암은 아닌 거 같다고 하네요. 하도 답답해서 원장님께 상의를 드리고 싶어서 이렇게 왔습니다."

"잘 오셨어요. 저도 단지 열 때문에 병원을 방문한 환자가 암 진단을 받은 건 이번이 처음입니다. 매우 드문 경우지요. 많이 당황스럽기는 하지만 열이라고 가볍게 여기고 해열제만 먹고 방치했으면 암이 더 진행된 상태에서 발견되었을 거예요. 그러면 치료도 더 어려웠을 거고요. 더 심해지기 전에 발견해서 그나마 다행이라고 생각합니다."

망연자실한 환자의 마음이 조금이나마 진정될 수 있도록 위안 아닌 위안을 건넸다. 실제로도 외과의사 입장에서 대장암이 수술적 치료가 가능하다면 생존율이 높아지고, 그만큼 완치 가능성도 충분히 기대할 수 있기 때문에 다행이라고 생각한다. 이 환자와 같은 경우가 흔하지는 않지만 열을 동반한 환자는 다각도에서 생각하고 더욱 신중하게 진료해야 함을 느끼게 한 환자였다.

우리의 체온은 뇌의 시상하부에서 조절하는데 열생산과 방산을 조절하면서 일정하게 정상체온을 유지하게 한다. 이러한 조절 기능에 문제가 생겨 열이 과하게 생산되거나 밖으로 방산하지 못하게 되어 우리의 체온이 상승하게 되면 이를 발열(Fever) 또는 고체온증(Hyperthermia)이라고 한다. 이 둘은 얼핏 비슷해 보이지만 발생하는 원인이 다르고, 그렇기 때문에 당연히 치료법도 다르다.

우리가 말하는 열은 대부분이 발열이고, 원인은 외인성(세균, 바이러스, 독소 등)과 내인성 발열물질(Pyrogen)이 시상하부 체온조절중추의 열조절점(Set point)을 높여서 체온을 상승시키게 되는 것이다. 반면에 고체온증은 발열물질과 상관없이 일사병, 열사병, 갑상선기능항진증, 악성종양, 약물 등으로 열이 발생하는 것으로 우리가 흔히 사용하는 해열제(NSAIDs, 타이레놀)에 의해서는 열이 떨어지지 않는다.

이처럼 열의 원인은 다양하지만 증상에 대해 단순하게 생각할 수 있기 때문에 신중히 판단해야 한다. 열이 있어 병원에 내원한 환자를 진단하는데 있어 가장 중요한 것은 자세한 병력 청취와 기본적인 진찰이다. 이것만으로도 열이 나는 원인의 대부분을 알 수 있다. 인후통을 동반한 열은 급성인후염이나 편도염이고 배뇨장애를 동반한 열은 비뇨기계 염증일 가능성이 높으며 복통을 동반한 열은 장 질환(충수돌기염, 장염, 게실염)일 가능성이 대부분이다. 또한 피부발진, 부종, 외부상처 등도 꼭 확인해야 하며 회음부와 골반 진찰도 필요할 수 있다.

발열의 원인을 규명할 때는 계절적, 지역적인 요소도 놓치지 말고 감안해야 한다. 가을철 우리나라에서 유행하는 3개 감염성 발열 질환인 쯔쯔가무시병(Scrub typhus), 신증후성 출혈열(HFRS), 렙토스피라증(Leptospirosis) 등을 예로 들 수 있다. 이 질환들은 진드기나 벼룩에 물리거나 바이러스에 감염된 동물의 배설물에 있는 미생물이 호흡기, 피부를 통해 감염되어 생기는 것이다. 조기 발견하여 치료하면 결과가 좋으나 진단이 늦어 치료시기를 놓치면 드물지만 치명적일 수 있다.

임상 검사는 혈액 검사, 소변 검사, 뇌척수액 검사, 엑스선 검사,

초음파 검사와 CT, MRI 등이 있으며 원인 질환이 거의 확실하여도 확인하는 차원에서 검사를 시행하기도 한다. 원인을 알 수 없을 때는 여러 가지의 일정한 선별 검사를 하는 것이 좋다. 백혈구 감별계산을 포함한 전체 혈구계산은 반드시 해야 한다. 이 계산을 통해 세균, 바이러스, 기생충감염, 약물과민반응 등을 감별할 수 있다. 또 말초 혈액을 펴 바른 표본 검사(PB smear)로는 말라리아나 백혈병 등을 진단할 수도 있다. 38.3℃ 이상의 열이 3주 이상 지속되고 1주일 이상 입원하여 시행한 검사에서 원인을 밝혀내지 못하는 발열을 불명열(Fever of unknown origin, FUO)이라 정의하며 감염, 종양, 전신 염증성 질환에 의한 경우가 대부분이고 9~20%는 원인을 찾지 못할 수도 있다.

발열의 치료는 두 가지 측면을 고려해야 한다. 열 자체는 미생물의 성장을 저해하고 면역반응을 활성화하는 긍정적인 역할을 하기 때문에 무조건 열을 내리기 위해 해열제를 쓰는 것은 바람직하지 않을 수도 있다. 발열의 원인이 감염에 의한 것이 확실할 때는 알맞은 항생제의 사용만으로도 감염이 조절되어 열이 떨어지게 된다. 비스테로이드성 소염진통제(NSAIDs)는 사이클로옥시게나제(Cyclooxygenase, COX)를 억제하여 프로스타글란딘(Prostaglandin, PG)의 합성을 저해하고, 이것이 시상하부의 열조절점을 정상으로 낮추어 해열작용을 하게 된다. 또한 비스테로이드성 소염진통제는 소염작용과 진통작용도 하게 되며 혈관 확장과 혈소판 응집을 억제하는 프로스타사이클린(PGI2)의 합성도 함께 차단하여 심혈관계 부작용이 논란이 되고 있으며 위장관 장애와 신장기능 저하로 인한 부종과 같은 부작용이 문제로 남아있다. 이와는 다르게 아세트아미노펜(타이레놀, 써스펜정 등)은 소염작용은 크지 않으나 해열, 진통 작용이 있고 통상 용량에서 부작용이 적어 해열제로는 전 세계적으로 가장 많이 사용하고 있다. 최근 코로나 백신 접종 후 발생하는 발열과 몸살 등의 부작용에 타이레놀을 사용하는 이유도 이 같은 맥락에서 이해하면 될 것이다.

발열은 감염성 질환뿐만 아니라 비감염성 질환에서도 흔히 나타나는 증상 중 하나이므로 자세한 병력 청취와 여러 가지 혈액 검사, 영상 검사를 통해 원인 질환을 빨리 찾아내야 하며 발열 원인을 찾으면 환자의 상태를 고려해 면밀한 치료방침을 세워야 한다. 그리고 열이 났을 때 무조건 집에서 해열제만 복용하며 기다리는 것은 병을 키울 수 있어 자칫 위험할 수도 있다. 환자도 열이 난다면 가능한 증상 초기에 병원을 찾아 발열의 원인이 무엇인지 찾아보는 것이 바람직하다 할 수 있겠다.

발열과 다르게 일사병, 열사병 등의 고체온증은 해열제가 무용

지물이며 찬물과 냉각팬 등을 이용해 신속하게 체온을 낮추는 것이 가장 중요하다. 또한 상태에 따라 수액치료도 같이 병행해야 한다.

복통에는
여러 이유가 있다

밥을 많이 먹어서, 생리를 해서, 오래 앉아 있어서, 다른 질환이 있어서 등 여러 원인에 의해 복통을 겪어보지 않은 사람은 없을 것이다. 복통은 다양한 질환에 의해 발생하는 하나의 증상이다. 복부 내에 있는 소화기 계통의 문제일 뿐만 아니라 흉부의 심장이나 폐 질환에 의해서도 생기고 비뇨기계통의 문제, 여성의 경우엔 부인과 질환으로도 생길 수 있다. 드물게 복벽의 근육이나 신경에 문제가 생겨도 우리는 복통을 느낄 수 있다.

그렇기 때문에 복통을 호소하는 환자가 병원에 처음 내원하였을 때 엑스선 검사, 혈액 검사, 소변 검사, 복부 초음파 검사, 위장관 내시경 검사 등 다양한 검사를 진행할 수 있다. 이를 통해 복통의 원인을 찾기도 하지만 모든 검사를 해도 원인 미상인 복통이 있을 수 있다. 여기서는 어떤 형태의 복통이 있을 때 병원을 가야 하며 복통의 양상, 위치에 따라 어떤 질환들이 있는지 간단히 알아보자.

상복부 통증

상복부 통증을 일으키는 원인은 주로 식도염, 위염, 위궤양, 십이지장궤양과 같은 상부 위장관 질환과 간염, 담석증, 췌장염 등의 간담췌 질환에 의해 주로 발생하며, 드물지만 협심증, 심근경색 같은 허혈성 심장 질환과 폐렴 등의 호흡기 질환에서도 나타날 수 있다.

필자가 외과 수련의였던 시절 가정의학과 동료 의사가 상복부에 통증을 호소하며 본인에게 진료를 받은 경험이 있다. 진찰상 위염이 의심되어 이에 대한 약물을 처방했으나 증상은 호전되지 않았고, 오히려 12시간 후에 증상이 더욱 심해져 재 검사를 통해 급성 충수염을 진단하고 수술을 진행했다. 그 후 회복된 동료 의사로부터 외과 의사가 충수염도 모르냐고 놀림을 당한 기억이 지금도

난다. 이와 같이 해부학적으로 우측 아랫배에 위치한 충수돌기에 염증이 생겨도 초기에는 윗배에서 통증이 시작되는 경우가 많아 경험이 많은 외과 의사도 초기에 진단이 매우 어려울 수 있다.

고령의 고혈압, 당뇨 등의 위험인자를 가지고 있는 환자가 갑자기 복통을 호소하면 장간막 경색이라는 다소 생소하지만 치사율이 높은 질환일 수 있다. 이는 장의 혈액을 공급하는 혈관이 막혀서 장이 괴사하는 병으로 초기에 정확하고 빠른 진단이 내려져 막힌 혈관을 재개통시킨다면 극적으로 회복될 수 있으나 발병이 드물고 혈관 조영술까지 해야 진단이 되므로 개인 의원에서는 조기 발견이 매우 어렵다.

갑작스러운 복통을 유발하는 대표적인 질환으로는 위십이지장 천공(위장에 구멍이 남)이 있다. 증상이 심하지 않으면 초기에 진단이 안되는 경우도 있으나 위장 내 가스가 복강 내로 빠져나가면서 횡격막 아래 유리가스(Free air)가 만들어져 단순 복부, 흉부 엑스선 검사만으로도 진단이 가능하다. 치료는 수술을 하여 뚫린 구멍을 메워주거나 위십이지장이 막힌 경우에는 위를 절제하여 소장과 연결하는 위소장문합술을 시행하기도 한다.

담석증과 췌장염에 의한 통증은 공복을 기본 치료로 진경제(장운동을 억제시키는 약물)와 진통제를 비경구로 수액 또는 근육 주사를 이용하여 투여한다. 이런 보존적인 치료로 증상이 개선되지 않으면 수술이 필요할 수 있다.

십이지장의 궤양이나 위식도염에 의한 상복부 통증은 일반적으로 1~2개월 이상의 장기적인 항궤양 용제인 양성자펌프억제제(PPI)와 케이캡정(K-CAB) 등이 이용되며, 기간과 용법을 정확히 지켜 복용하고 위에 자극이 되는 음식물이나 진통제 등의 약물만 피하면 완전히 치료될 수 있다.

그 외에도 복부에 발생한 대상포진도 초기에 복통을 주소로 병원에 내원하기도 하는데 의사가 보면 일반 복통과 구별이 가능하다. 장염이나 심한 변비 등이 있을 때도 복통이 유발될 수 있고 위장관의 악성종양이 있을 때에도 또한 식욕저하와 체중 감소를 동반하는 복통이 있을 수 있다.

과거 개복술을 한 과거력이 있는 환자에서 갑자기 복통이 생기면 장유착(Intestinal adhesion) 후에 이차적으로 발생하는 장폐색에 의한 경우일 수 있으며 이때는 꼬인 장이 다시 풀리기를 기대하며 수일간 금식과 함께 수액치료를 시행한다. 대부분의 장폐색은 이 방법으로 해결되지만 수술치료로 장절제까지 해야 하는 경우도 있다.

실제로 본원에서도 수액실을 운영하여 이러한 환자를 상급병원

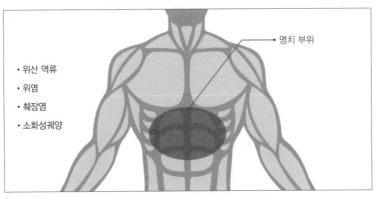

- 위산 역류
- 위염
- 췌장염
- 소화성궤양

명치 부위

복부 통증 위치와 원인

에 입원시키지 않고 며칠간 주기적인 엑스선 검사를 시행하면서 금식과 함께 영양수액요법을 병행하여 좋은 치료결과를 얻은 경험이 있다. 대부분의 복통은 금식과 보존적인 치료만으로도 회복되지만 수술적인 치료가 필요할 수도 있고 치료시기가 늦어지면 생명을 잃을 수도 있음을 기억하기 바라며 평소와 다른 형태의 복통이 있거나 구토와 열 등이 동반되는 복통은 지체 없이 병원을 방문해야 함을 끝으로 강조한다.

하복부 동통

"밤새 아파서 한숨도 못 잤어요, 선생님."

40대 남성이 좌측 옆구리와 아랫배에 격심한 통증을 호소하며 병원에 내원했다. 환자의 얼굴은 통증으로 많이 일그러진 상태였다. 다행히 체온, 혈압, 맥박 등의 활력징후는 모두 정상이었다.

"과거에도 이렇게 아프신 적이 있나요?"

"예, 전에도 몇 번 아픈 적이 있었어요. 그때는 잠깐 통증이 있다가 바로 좋아져서 심각하게 생각하지 않았어요."

"소변 색은 어떠세요?"

"새벽에 소변을 보았는데 콜라색 같은 소변이 나오더라고요. 그리고 고환이 당기면서 아팠어요."

"네, 그럼 소변 검사하고 엑스선 검사를 해봅시다."

소변 검사에서 다량의 혈구세포가 보였으며 엑스선 검사에서는 좌측 요관과 방광이 만나는 부위에 지름 5mm 정도의 흰색 음영이 관찰되었다.

"요로 결석이네요. 다행히 크기가 크지 않아서 돌이 저절로 빠져 나올 수도 있으니 하루에 2리터 이상씩 물을 마시고 기다려 보지요. 증상이 계속되면 체외 충격파 쇄석술을 이용해서 돌을 부수면 해결될 거예요."

환자에게 진경제(내장근육을 풀어주는 약)와 진통제를 처방하니 증상이 좋아져서 일단 안심시킨 후 돌려보냈다.

이 환자의 경우 결석만 빠지면 치료되는 단순한 통증이었으며 보통 5*mm* 크기 이하의 돌은 물을 많이 마시고 기다리면 소변으로 자연 배출될 수 있다. 60~70%의 환자는 일반 단순 엑스선 검사에서 돌의 존재 유무를 확인할 수 있으나 하복부의 통증을 일으키는 질환은 생각보다 다양하고, 정확한 원인을 찾기 쉽지 않은 경우도 많다.

하복부 통증을 일으키는 소화기 질환으로는 급성 충수염, 대장 게실증(대장벽이 약해지면서 장 밖으로 꽈리처럼 부푸는 상태), 과민성 대장증후군, 염증성 장 질환(크론병, 궤양성 대장염) 등이 있으며 식중독에 의한 장염과 심한 변비도 하복부 통증을 유발한다. 서혜부의 탈장을 동반하는 하복부 통증은 감돈탈장(복벽 밖으로 탈출한 탈장 내용물이 탈장문의 협착 등으로 복강내로 들어가지 않는 상태)의 가능성이 있어 흔하지는 않지만 응급수술을 요하는 경우도 있다. 또한 장시간 지속되는 하복부 통증과 함께 갑작스러운 변비 등 배변습관의 변화가 동반되면 대장암도 의심해 볼 수 있다.

여성의 경우 하복부에 자궁, 나팔관, 난소가 있어 소화기 질환, 비뇨기 질환들과의 감별이 필요해 남성보다 진료가 다소 복잡하고 어려울 수 있다. 젊은 여성의 경우 배란 후에 생리적으로 복통이 발생할 수도 있고, 골반의 염증, 월경전증후군, 자궁외 임신, 난

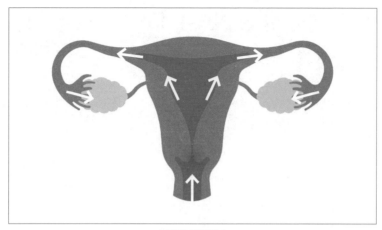

골반염 감염경로

소낭종의 비틀림, 자궁근종 등이 하복부 통증을 유발할 수도 있어 자세한 문진과 함께 부인과 진료를 항상 염두에 두어야 한다.

많은 하복부 동통은 일시적이고 가벼운 증상인 경우가 대부분 이나 심각한 질환의 증상일 수도 있다. 평소에 느끼지 못하던 심한 통증이 발생하거나 반복적이고 지속적인 통증이 있는 경우에는 반드시 병원을 방문하여 복통의 원인을 찾아보아야 하고 그 원인 에 따라 적절한 치료가 이루어져야 할 것이다.

건강은 안색에서 드러난다, 황달

황달은 색소 성분이 체내에 과하게 축적되어 피부, 눈의 공막(흰자위)과 점막 등이 노랗게 되는 현상이다. 빌리루빈(적갈색 색소)이 과하게 생성되어 많아지거나 간세포 내에서의 대사 및 담도(담즙이 간에서 십이지장으로 내려오는 길)를 통한 장관 내로의 배설에 문제가 생기면 빌리루빈이 체내에 축적이 되는 것이다. 피부보다는 공막에 빌리루빈의 친화성 높은 엘라스틴 성분이 많아 황달이 먼저 발견되며 보통 혈중 빌리루빈 농도가 $3mg/d\ell$ 이상이면 육안으로 황달의 관찰이 가능하다. 그리고 일반적으로 눈보다 소변의 색이 먼저 짙은 노란색으로 변하는데 이때 병원을 찾는 환자가 많지는 않은 것 같다.

간혹 피부, 특히 손과 발바닥이 노랗다고 호소하며 외래를 방문하는 환자들이 있는데 이들은 대부분 베타 카로틴(녹황색 채소와 해조류에 많이 함유되어 있는 탄화수소의 색소)이 풍부한 귤, 오렌지, 당근과 같은 과일이나 야채를 많이 섭취한 후에 생기는 베타 키로틴혈증(혈중 카로틴의 증가로 나타나는 노란색의 피부 착색)으로 인한 피부색 변화이다. 이때는 공막과 소변의 색이 변하지 않으며 혈중 빌리루빈 수치가 정상인 것을 확인하면 황달과 쉽게 구별이 가능하다.

"제가 어제 목욕탕을 갔는데요. 때를 미는 아주머니가 제 피부가 노랗다고 하면서 병원에 한 번 가보라고 해서 왔어요."

80대 초반의 여성 환자가 외래를 방문했다. 일견 보아도 피부가 노란색을 많이 띄고 있었다. 눈의 흰자위 역시 짙은 노란색으로 보였다.

"최근에 속이 좋지 않거나 식욕이 떨어지거나 기운이 없거나 하지는 않으셨나요?"

"네, 선생님이 말씀하시는 어떤 증상도 저는 못 느꼈어요."

"가끔 복부에 통증이 느껴지거나 열을 동반한 몸살 증상도 없었고요?"

"전혀 아무런 증상도 못 느꼈어요. 밥도 잘 먹고요. 피부가 노랗게 변한 것 말고는 불편한 것이 아무것도 없습니다."

"아, 그러세요? 다행이네요. 그럼 혈액 검사와 복부 초음파 검사를 해보지요."

혈액 검사와 초음파 검사 결과 간 기능은 정상이었고, 혈액 내 빌리루빈 수치가 정상보다 10배 정도 증가해 있었다. 초음파에서는 특이 소견이 발견되지 않았다.

"환자분 혈액 내에 빌리루빈이라는 색소가 많이 증가되어 있고, 특히 포합형빌리루빈(Conjugated bilirubin)이 많이 증가되어 있어서 담즙이 내려오는 길에 폐쇄를 유발할 수 있는 어떤 질환이 발생했을 가능성이 많아 보이네요. 상급병원에서 진료받아보시는 게 좋을 것 같습니다."

환자의 현재 상태를 자세히 설명하고 상급병원으로 의뢰했다. 수개월 후에 병원에서 다시 만난 환자는 피부색도 완전히 정상이었으며 컨디션이 아주 좋아 보였다.

"제가 대학병원에 바로 가서 MRI 검사와 내시경 검사를 했는데 췌장 머리 쪽에 종양이 발견되어서 수술을 받았어요."

"그러셨군요. 종양이 암이라고 하지 않던가요?"

"네, 암이라고 해서 저도 많이 놀라고 가족들도 걱정을 했는데 수술하신 선생님이 '황달이 환자분을 살리셨네요'라고 하시길래 무슨 말씀이냐고 여쭤봤았는데 암이 췌장의 머리 쪽에 위치해 담도를 막아 황달이 발생했기 때문에 비교적 조기에 발견이 되어 수술이 가능했다고 하시더라고요."

환자는 췌장암이었다. 초음파에서 발견이 안될 정도로 작은 암은 황달로 자신의 존재를 알렸던 것이다.

황달은 신생아기에도 생리적으로 발생할 수 있다. 보통 출생 후 24시간이 지나서 생겨 1~2주 정도 지속되다가 차차 없어진다. 그러나 24시간 이전에 발생하거나 2주 이상 지속되면 병적인 황달일 수 있어 부모나 의사의 세심한 관찰이 필요하다.

열을 동반하거나 상복부(특히 우상복부) 통증을 유발하는 황달은 담즙의 흐름이 어떤 원인에 의해 막히면서 빌리루빈이 혈액으로 역류해 발생한다. 흐름을 막는 주원인은 대부분 담도에 발생한 담석증이다. 이때는 내시경이나 수술을 통해 담석을 제거하거나 담도를 재개통시키는 수술을 통해 황달을 치료할 수 있다.

앞에서 언급한 80대 환자는 황달 이외에 다른 증상이 전혀 없었지만 일반적으로 체중 감소, 식욕부진, 소화불량과 무기력 등의 증상이 함께 나타나면 십이지장 팽대부(담, 췌관의 분비액이 십이지장으로 배출되는 부분) 주변의 종양을 의심해 볼 수 있다.

오심, 구토, 근육통과 열 등을 동반한 황달은 바이러스 또는 약물에 의한 급성 간염이 원인인 경우가 많다. 급성 간염 중 바이러스성 A형 간염이 임상에서 가장 많이 보이는 간염이다. 보통 간 기능 검사에서 AST/ALT 수치가 20~30배 이상 증가하며 심하면 100배 이상 증가하는 경우도 많이 볼 수 있다. B, C형 간염이 만성 간염, 간경화, 간암으로 진행되는 것과는 다르게 3개월 내에 환자의 90% 이상이 정상으로 회복한다. 그렇지만 기존에 B, C형 간염이 함께 있거나 면역력이 약한 노약자는 전격성 간염으로 진행되어 목숨을 잃을 수도 있다. 6개월 간격으로 2회에 걸친 백신접종으로 95% 이상에서 예방효과를 얻을 수 있으므로 항체가 없는 사람은 반드시 예방접종을 받기를 권고하는 바이다.

그 외에 황달을 유발하는 질환으로 유전병인 길버트 증후군 (Gilbert syndrome)이 있다. 빌리루빈 대사에 관여하는 효소의 감소가 원인으로 비포합형빌리루빈이 상승하며, 전체 인구의 3~7%가 가지고 있을 정도로 비교적 흔한 질환이다. 여성보다 남성에게서 2배 이상 많이 발생하며 평소에는 증상이 없다가 과로, 스트레스와 금식 등으로 황달이 악화될 수도 있다.

황달을 일으키는 다른 유전 질환으로는 크리글러-나자르 증후군(Crigler-Najjar syndrome), 듀빈-존슨 증후군(Dubin-Johnson syndrome), 로터 증후군(Rotor syndrome)이 있으나 흔하게 보는 질환들은 아니다.

신생아기에 나타나는 2주 내의 생리적인 황달과 베타카로틴 혈증을 제외한 모든 황달은 반드시 병적인 상태에서 발생한다는 것을 알려주고 싶다. 피부색보다 눈의 흰자위가 먼저 노랗게 변하고 그보다 먼저 소변색이 진해진다는 것을 기억해 주기를 바라며 이러한 증상을 보이는 환자는 바로 병원을 방문하여 혈액 검사와 복부 초음파 등의 기본적인 검사가 반드시 필요함을 알려주고 싶다.

걷기를 방해하는
발바닥 통증

　1992년 바르셀로나 올림픽에서 태극기를 가슴에 달고 달리던 선수가 생각난다. 마의 오르막 구간이던 몬주익의 언덕에서 나란히 달리던 일본 선수를 제치며, 이를 악물고 내달리던 그의 모습은 지금 생각해도 가슴 졸이고 뭉클하면서 감격스럽다. 한국인 최초로 육상에서 금메달을 따낸 몬주익의 영웅 황영조 선수의 이야기이다. 하지만 황영조 선수는 27세라는 비교적 젊은 나이에 마라토너로서 활동을 멈추고 은퇴했다. 바로 발바닥에 생긴 족저근막염(Plantar Fascitis)이라는 질환이 문제였다.

족저근막이란 발뒤꿈치 뼈(종골)의 바닥에서부터 발바닥의 앞쪽까지 이어져 있는 섬유 조직으로, 발의 아치를 유지해주고 발의 충격을 흡수해주어 걷거나 뛸 때 중요한 역할을 하는 구조물이다.

족저근막은 많이 사용될수록 당연히 미세 손상이 더 발생하게 되고 손상과 회복 과정이 반복되면서 힘줄의 구성 성분인 콜라겐의 변성이 유발되고 염증이 생기면서 통증이 발생한다.

유명 운동선수들처럼 족저근막을 과하게 사용하면 젊은 나이에도 족저근막염이 생길 수 있지만 보통 40~50대 이후에 족저근막의 탄력이 떨어지게 되면서 많이 발생한다. 딱딱하고 편평한 신발이나 하이힐, 슬리퍼를 자주 신는 사람이나 발의 아치가 정상보다 낮은 평발(편평족), 정상보다 높은 요족(Cavus)을 가진 사람에게서 좀 더 많이 발생한다고 알려져 있다. 그리고 남성보다는 여성에게서 2배 정도 많이 발생한다.

평소 운동을 거의 하지 않는 사람이 마라톤 등 발바닥에 무리를 주는 운동을 갑자기 많이 했을 때도 당연히 족저근막에 스트레스가 갈 수밖에 없고 족저근막염으로 이어질 수 있다. 또한 과체중일 경우 정상체중일 때보다 발바닥에 가해지는 부하가 증가해 족저근막염의 발생빈도가 높아진다.

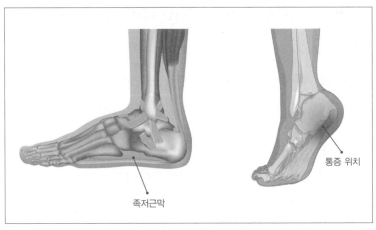

족저근막

통증 위치

족저근막과 족저근막염 통증 위치

족저근막염의 증상은 발뒤꿈치(주로 내측)에 발생하는 통증으로 아침에 자고 일어난 후 첫 발을 내딛는 순간이 가장 고통스럽다. 이는 자는 동안 족저근막이 장시간 수축되어 있다가 아침에 일어나 첫 발을 내디뎠을 때 발에 힘이 들어가고 늘어나면서 자극을 받아 통증이 발생하게 되는 것이다. 몇 걸음 걷다 보면 다른 주변의 섬유조직이 보상 작용을 하게 되고 결과적으로 통증을 덜 느끼게 된다는 특징이 있다. 일반적으로 이 질환의 진단에는 엑스선 검사나 MRI 등 영상학적 검사는 필요하지 않으며 발뒤꿈치 뼈의 족저근막이 붙어 있는 부분을 눌러 압통이 느껴지는지를 살펴 진단이 가능하다.

치료는 원인 교정이 가장 중요하여 잘못된 운동방법을 교정하고 발이 아치를 유지해 줄 수 있으면서 편한 신발을 신는 것이 중요하다. 필요하면 인솔(일명 깔창)의 사용도 적극 추천하며 발바닥과 아킬레스건의 스트레칭과 마사지도 증상 개선에 많은 도움이 된다.

실제 병원에서 체외충격파요법(Extracorporeal shock wave therapy, ESWT)도 많이 시도되고 있으나 일부의 환자에서는 효과가 없을 수 있다. 비스테로이성 소염진통제는 급성기의 통증에 효과가 있으나 장기적인 사용은 부작용의 위험이 상대적으로 커지기 때문에 바람직해 보이지 않는다. 국소 스테로이드 주사요법은 병변 부위에 매우 효과적이지만 일시적인 증상 개선에 지나지 않으며, 장기간 동안 반복적으로 사용하게 되면 오히려 발바닥의 지방패드 위축 등을 일으키게 되어 또 다른 발바닥 통증의 원인이 되기도 한다. 수술적인 치료도 할 수 있으나 6개월 이상의 보존적인 치료 후에도 증상이 개선되지 않고 일상생활에 지장이 있을 때는 신중히 고려해야 한다.

족저근막염은 주변에서 흔히 접할 수 있는 질환이다. 6개월 이내의 초기 질환일 때는 운동 요법의 교정, 신발보조제(힐컵 등), 스트레칭, 마사지 등의 보존적인 치료로 90% 이상 좋아진다. 하지만 치료 기간이 1년 이상 장기간 걸릴 수도 있으며 치료 시기를 놓치고 방치해 장기화되면 다른 관절에도 이차적인 질환을 일으킬 수 있다. 심한 경우 수술까지 받아야 하므로 무리하지 않는 운동, 편한 신발, 적정한 체중 유지 등 우리가 병원을 방문하기 전에 할 수 있는 생활요법을 우선 실천해야 한다.

그 밖에 발바닥 통증을 유발하는 질환들로 지방패드 위축 증후군, 지간 신경종, 뒤꿈치 피로골절, 중족골통 등이 있으며 각각의 임상 증상과 치료 방법에 차이가 있으므로 혼자 자가 진단해서 병을 키우는 우를 범하지 말고 가까운 정형외과를 찾아 발바닥 통증의 정확한 원인을 확인해 보기를 바란다.

골든타임을 잡을 수 있는 신호, 흉통

"선생님, 3일 전부터 오른쪽 가슴이 뻐근하게 아프고 숨 쉬는 것도 약간 불편하게 느껴져요."

약간 마른 체형의 10대 남학생이 병색이 완연한 모습으로 진료실로 들어왔다.

"어디 진찰 좀 해볼까? 숨을 크게 한 번 쉬어 보자."

청진기를 가슴에 대고 주의 깊게 들어 보았는데 우측의 호흡음이 잘 들리지 않았고, 병력 청취와 진찰소견을 고려했을 때 기흉이 짐작되어 흉부 엑스선 검사를 진행했다. 검사 결과 우측 폐에 흉막

(폐를 감싸고 있는 막)선이 보이는 기흉이 관찰되었다.

"기흉이 생겼네! 이 병은 바로 치료를 하지 않으면 위험할 수도 있어서 지금 바로 응급실로 가야 해."

"부모님이 모두 직장에 계셔서 저 혼자 갈 수가 없어요, 선생님!"

상황이 급박해 일단 부모님과 바로 통화한 후 인근 상급의료기관으로 전원하여 치료받게 했으며 다행히 잘 회복되었다.

흉통이란 가슴 부위에서 느끼는 통증과 불편한 증상을 통칭한

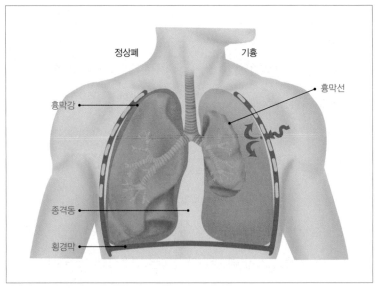

흉통을 일으키는 기흉

다. 흉통은 가슴 부위에 있는 근육, 뼈, 늑막, 심장, 혈관, 식도의 이상으로 발생할 수 있으며, 일차의료기관을 방문하는 환자의 1~2%가 흉통을 주소로 병원을 방문한다는 조사 결과도 있다.

흉통을 일으키는 원인은 매우 다양하고 때로는 심각한 질환의 증상으로 나타날 수 있어 일차의료기관에서 진료를 보는 필자의 경우도 흉통을 호소하는 환자가 내원하면 평소보다 긴장하고 좀 더 꼼꼼하게 진료를 보게 되는 것이 사실이다.

일반적으로 통증 부위가 국소적으로 한정되어 정확한 위치를 특정 지을 수 있고, 비교적 피부 표면에서 통증이 느껴질 때는 흉벽과 늑골 등 근골격계의 문제일 가능성이 많지만 드물게 대상포진에 의한 전구 증상(병이 일어나기 직전에 나타나는 증상)일 수 있어 함께 염두에 두어야 한다. 상대적으로 심부에 광범위하게 퍼지며 조이는 느낌의 압박감 같은 증상이 있을 때는 심장, 대혈관, 폐와 식도 같은 장기의 이상을 의심해 볼 수 있다.

흉통을 일으키는 질환 중에 가장 심각하면서 비교적 흔한 질환은 관상동맥(심장 근육에 혈액을 공급하는 혈관) 폐쇄에 의한 협심증과 심근경색이다. 그 외에 심낭염, 대동맥류 파열, 폐색전증 등도 드물지만 치명적인 흉통을 호소하는 질환들이다.

전형적인 협심증(안정형 협심증)은 증상이 2~15분 정도 지속되며 운동 중이나 정신적인 흥분상태, 추운 환경에 노출 시에 발생한다. 니트로글리세린(Nitroglycerin) 설하정(혀 밑으로 알약을 투약)으로 통증이 사라지는 특징이 있다. 반면 통증이 20분 이상 지속되거나 평소보다 격심할 경우, 어깨나 팔, 턱으로 방사되는 통증이 있을 경우에는 급성 심근경색을 강력히 의심해 보아야 한다. 또한 고령이거나 당뇨와 같은 만성 질환이 있는 환자는 심근경색의 초기 증상으로 흉통보다는 오심, 구토, 소화불량과 같은 비특이적인 소화기 증상과 어깨 통증, 호흡곤란 등을 호소하기도 해 세심한 진찰이 필수적이다.

실제로 필자는 소화불량에 얽힌 잊지 못할 경험이 있다. 2020년 1월이었다. 가족 중 한 명이 소화불량을 호소하며 집 근처 내과를 방문했다. 진찰을 받던 중 갑자기 상태가 악화되었고 119구급대의 도움을 받아 상급병원으로 이동했다. 하지만 상급병원응급실에 도착하자마자 심정지가 발생했고 심폐소생술(Cardiopulmonary resuscitation, CPR)을 하고 막힌 관상동맥을 재개통하는 시술(PTA)과 체외막산소공급(ECMO) 장치를 하여 수개월 동안 중환자실에서 사투를 벌이다가 기적적으로 회복해 퇴원했다. 그러나 지금도 심장 기능이 완전히 회복되지 않았다. 운동할 때 호흡에 문제가 있어 힘들어하지만 생명을 건진 것에 가족 모두가 감사하고 있다.

역류성 식도염, 소화성 궤양, 당낭염 등의 소화기 질환도 흉통을 일으킬 수 있으며, 이 경우 약물 요법이나 대증적인 치료 등을 먼저 시행해 볼 수 있다. 역류성 식도염의 경우 과식 후나 누운 후 증상이 악화될 수 있어 감별 진단에 참고할 수 있다.

하지 심부정맥에 혈전이 있거나 장시간 앉아서 여행을 하는 동안 또는 다리 골절이 발생하거나 수술을 한 후에 갑자기 발생한 흉통과 호흡곤란은 폐색전증을 의심해 볼 수 있다. 폐색전증은 정맥에서 발생한 색전(Embolus)이 심장을 거쳐 폐동맥을 막아 발생하는 것이다. 이 경우도 치료가 늦어지면 사망률이 30%까지 보고되고 있어 초기에 항응고제를 투여하여야 생존율을 높일 수 있다.

발열, 기침 등을 동반하는 흉통은 폐렴을 의심할 수 있고 수개월 전부터 발생한 통증이 점차 심해지면 진행된 폐암의 가능성을 암시하는 소견이므로 반드시 흉부 엑스선 검사와 저선량 CT를 시행하여야 한다.

흉통을 호소하는 환자를 평가할 때는 기본적인 병력과 문진을 통한 진찰소견과 흉부 엑스선, 심전도, 내시경, 초음파 검사 등의 종합적인 검사를 통하여 평가하여야 하며 이렇게 함으로서 흉통의 원인을 알아낼 수 있을 뿐 아니라 응급상황과 비응급상황을 구별하게 된다.

전 흉부에 통증을 유발하는 질환 중 일차의료기관에서 비교적 흔하게 접하는 질환은 늑연골염이라는 근골격계 질환이다. 통증 부위를 누르면 보통 압통이 느껴지며 병력 청취를 해보면 다치거나 심한 육체 활동을 한 경우가 많다. 이 경우 3주 전후의 치료와 진통소염제 등의 대증적인 치료로 호전된다.

흉통은 많은 원인에 의해 발생하는 증상이지만 한 가지만 명심하면 된다. 과거에 경험하지 못한 심한 흉통, 목, 턱, 어깨, 등 쪽으로 방사되는 흉통, 식은땀, 호흡곤란, 구역과 구토가 동반된 흉통은 지체 없이 응급실로 가야 한다는 것이다.

이는 급성 심근경색을 강하게 의심할 수 있는 증상이기 때문에 자주 가던 동네 의원을 가는 것은 시간을 허비하는 일일 수 있다. 실제로 진료실에서 진료를 보다 보면 이런 증상이 있는 위급한 환자가 바늘로 손과 귀를 찔러 피를 빼내는 어처구니없는 민간요법을 하느라 골든타임을 놓치는 일이 비일비재하게 발생한다.

특히 고혈압, 당뇨, 고지혈증으로 치료 중인 환자가 운동 중이나 스트레스가 심한 상황에서 갑자기 흉통이 발생하면 협심증을 강

력히 의심할 수 있음으로 지체 없이 병원을 방문하여 심전도 검사,

엑스선 검사 등의 검사를 받아보아야 한다.

잘 자는 게 건강을
지키는 길이다, 불면증

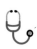

수면은 우리의 몸과 마음을 지키는 중요한 역할을 한다. 생명 유지에 꼭 필요할 뿐만 아니라 뇌의 발육에 영향을 주기 때문이다. 이러한 수면의 정상적인 단계가 망가지거나 다른 요인으로 수면이 부족해지면 건강에 영향을 줄 수 있다. 충분한 수면을 취하지 못하면 자는 동안 불필요한 물질을 제거하는 뇌의 청소 기능이 작동하지 못해 치매를 일으키는 물질인 아밀로이드(Amyloid)와 같은 단백질이 뇌에 쌓여 치매가 발생할 가능성이 높아질 수 있다. 또한 성장호르몬(Growth hormone) 등 중요한 호르몬의 분비에도

수면의 단계

비렘수면(Non REM sleep): 75~80%
1단계: 선잠, 옅은 잠. 자다 깨다 함, 주변 자극에 민감(5~10분)
2단계: 진짜 잠. 규칙적인 호흡, 심박수&체온 내려감(10~25분)
3, 4단계: 깊은 잠. 서파(slow wave)수면, 회복, 에너지 축적과 성장호르몬 분비 (전체 수면의 10% 이상 되어야 양질의 수면)
렘수면(Rapid eye movement, REM): 20~25%
빠른 눈동자의 움직임
꿈을 꾸는 잠: 이 단계에서 일어나면 80%가 꿈의 내용을 기억함
골격근의 마비, 정신적인 피로 회복단계

영향을 주기 때문에 성장기를 보내는 청소년들의 발육을 저하시키는 등 심각한 문제를 일으킬 수 있다.

수면은 뇌의 안정뿐 아니라 면역 기능을 유지하게 하고 심혈관계와 근육 및 세포 조직이 쉴 수 있게 하는 필수적인 과정인 것이다. 양질의 수면이야말로 심신의 쌓인 피로를 제대로 풀어주고 심혈관 질환, 당뇨병, 비만, 우울증 등을 예방하여 궁극적으로 조기 사망률을 줄이는 지름길인 것이다.

양질의 수면을 위해서는 무엇보다 적정 수면 시간을 지키는 게 중요하다. 적정 수면시간은 개인마다 약간의 차이가 있을 수 있으나 성인 기준 7~8시간이 적절하다고 알려져 있다. 국제수면학회에서는 적정 수면 시간을 연령별로 나누어 신생아기는 14~17시간, 초등학생 이하는 9~11시간, 17세 이하 청소년은 8~10시간이라고 권고하고 있다. 필자도 중학생 때는 눈 한번 뜨지 않고 10시간 이상씩 거뜬히 잤었는데 지금은 아무리 자려고 해도 6시간 정도 지나면 어김없이 눈이 떠진다. 이러한 정도의 수면 시간 단축은 나이가 들면서 변화되는 생리적인 현상으로 받아들여야 할 것이다.

수면은 비렘수면과 렘수면으로 구성된다. 한 주기(cycle)는 90분 정도이며 자는 동안 한 주기가 4~6번 반복되는 것으로 알려져 있다. 이러한 수면의 정상적인 단계가 망가지거나 다른 요인으로 수면이 부족해지면 건강상의 문제 외에도 교통사고를 비롯한 여러 안전사고로 인한 사회적 비용도 만만치 않게 늘어난다는 통계도 있다. 그러므로 우리는 적절한 수면이 나의 건강뿐 아니라 경제적인 손실도 막는 중요한 과정임을 알아야 한다. 하지만 수면장애는 인류의 20%가 경험하거나 앓고 있는 것으로 알려질 정도로 흔한 질환이다.

어느 날은 30대 후반의 남성이 최근 일 년 전부터 시작된 불면증으로 내원하였다.

"선생님 다른 병원에서 스틸록스정(Zolpidem)을 처방받았는데요. 약을 먹으니 잠은 오는데 계속 복용해야 하는 게 부담되고 걱정도 되고 해서 중단하고 있는 상태입니다."

"네, 그러셨군요. 직장은 다니세요?"

"IT 회사에 다니고 있어요. 프로그램 작업을 많이 하는데 밤늦게까지 하는 경우도 많고 불규칙한 생활로 수면에 문제가 있는 것 같습니다."

"커피나 술은 많이 드세요? 낮에 운동할 수 있는 시간은 있나요?"

"직업 특성상 커피는 하루 5잔 이상 마시는 것 같고, 술은 저녁에 잠이 오지 않아서 먹고 잘 때가 많긴 합니다. 운동은 시간을 내서 해야 하는데 솔직히 거의 못 하는 것 같아요."

"비교적 젊은 나이에 불면증으로 고생하시는 것 같은데 수면은 개인적인 차이가 있고 유전적인 측면도 무시할 수 없지만 환자분은 수면 위생이 원인인 것 같아요."

"수면 위생이요? 그런 말은 처음 들어 보는데요?"

"손 위생, 구강 위생처럼 잠을 자기 위해서는 수면 위생을 잘 지켜야 합니다. 커피, 술은 안 마시고 낮에 햇볕을 쬐면서 운동도 하고 규칙적으로 자고 일어나는 습관들이 수면 위생을 지키는 겁니다. 하시는 일이 이런 것들을 꼼꼼히 지키기는 힘들다고 이해는 가지만 할 수 있는 것부터 한 가지씩 실천하면서 치료해 봅시다."

"예, 선생님! 한 번 고쳐 보겠습니다"

그 후 환자는 커피는 오전에 한 잔만 마시고, 술은 전혀 마시지 않았으며 출퇴근할 때 지하철과 버스를 이용해 자연스럽게 운동량을 늘렸다. 수면 위생이 지켜지면서 어느 날부터 수면량이 늘고 불면증으로부터 해방되었다.

불면증이란 잠들기 어렵거나 자다가 자주 잠에서 깨는 경우, 새벽에 깬 후에 다시 잠들기가 힘들고 아침에 일어나도 잔 것 같지 않아 힘든 경우로 정의하며 이러한 증상이 주 3회, 3개월 이상 지속되어 일상생활에 지장을 줄 때 만성 불면증 장애로 분류한다.

불면증은 위 환자처럼 개인의 잘못된 생각과 생활습관만 고쳐도 많이 개선된다. 이런 치료를 인지행동치료(Cognitive behavioral therapy, CBT)라고 하며 젊은 사람이 불면증을 호소할 때 우선적으로 적용하면 많은 경우 효과를 볼 수 있으며 중년 이후의 환자에도 어느 정도 치료효과가 있다. 물론 이렇게 해도 호전이 되지 않으면 수면제 등 약물치료도 고려해야 한다.

중년 이후의 불면증은 수면 무호흡 증후군(코골이), 하지불안증후군, 수면 중 운동 질환, 우울증, 통증, 호흡곤란 등 정신과, 내과적인 기저 질환이 존재하는 경우가 많아 이에 대한 치료가 반드시 선행되어야 불면증 치료가 가능하다.

이러한 비 약물치료를 우선 시행해보고 불면증이 개선되지 않으면 수면제(Hypnotics)를 처방한다. 우리나라에서는 벤조디아제핀 계열의 할시온, 졸민정(Triazolam), 달마돔정(Flurazepam)과 비 벤조디아제핀 계열의 스틸록스정, 졸피드정(Zolpidem)이 가장 많이 처방되며, 항우울제 등이 불면증 치료제로도 처방되고 있다. 그 밖에 멜라토닌 수용체 작용제도 최근 임상에서 처방되고 있다.

수면제는 최소한의 용량을 복용하는 것이 원칙이며 정확한 용법으로 복용하여야 한다. 일반적으로 오래 복용해야 하는 약이므로 처음 복용할 때부터 수면 전문의에게 정확한 진단과 사용법에 대한 교육을 받은 후 복용해야 함을 강조하며 일단 복용하면 임의로 약을 중단하거나 복용량을 늘리거나 하면 절대 안 된다는 것을 함께 알려 주고 싶다.

수면은 우리 인생의 3분의 1을 차지하는 중요한 부분이며, 쾌면은 우리의 건강을 지키는 기본이다. 쾌면을 위해서는 규칙적인 수면과 기상, 카페인 음료는 오전에만 섭취, 낮에는 충분한 햇빛 노출과 적절한 운동, 밤에는 빛 차단을 위해 TV, 스마트폰 등의 사용 자제, 취침 4시간 전부터는 수분 섭취를 제한하고 술을 억제하는 것 등이 중요하다.

불면증을 가진 환자는 잠을 자기 위해 많은 노력을 한다. 일찍부터 잠자리에 눕고, 누워서도 잠을 잘 잘 수 있는 방법을 궁리하며 잠에 들지 못할까 봐 고민을 한다. 하지만 의외로 많은 수면학자들은 '절대로 잠을 자려고 노력하지 말라'라고 입을 모아 말한다. 앞서 언급한 수면 위생을 잘 실천하고, 그래도 불면증이 해결 안 되면 개인에 맞는 상황에 따라 수면제를 복용하면 되는 것이다. 잠은 우리 삶에 꼭 필요하고 건강을 지키는 매우 중요한 과정이지만 며칠 자지 못한다고 큰일나는 것도 아님을 아울러 알기 바란다.

재발을 막아라,
무좀주의보

"엄지 발가락 발톱이 너무 두꺼워져서 신발에 닿기만 해도 아파
요. 겨울에도 슬리퍼를 신고 다니고 있어요."

80대 초반의 여성 환자가 발톱 통증을 호소하며 병원에 내원했
다.

"다른 병원에서 발톱을 제거하는 수술을 몇 번이고 받았는데 계
속 재발해요. 다른 치료법은 없을까요?"

"다른 치료법이 있으면 좋겠지만 발톱을 제거하는 게 최선일 것
같아요. 내향성 발톱(발가락 안쪽으로 향해 휘어 자라는 발톱)이 심

해 발가락 안으로 염증까지 생긴 상태예요. 우선 발톱을 제거하는 수술을 진행하죠."

발톱 제거 수술 후 항진균제를 규칙적으로 복용하게끔 교육하고, 환자를 추적 관찰하면서 치료를 이어갔다. 다행히 환자가 치료 방침을 잘 따라와 일 년 정도 지난 시점에는 정상적인 발톱으로 성장하고 있었고, 통증도 같이 좋아졌다. 나중에 환자를 통해 과거 치료에 대한 이야기를 들어보니 의사는 수술 후 약물치료를 권했으나 치료 직후 몇 달간 증상이 없어 환자 임의로 약 복용을 중단하는 등 원칙을 따르지 않은 것으로 드러났다.

발톱 무좀은 임상에서 가장 흔히 접하는 발톱 질환이다. 손톱에도 생기지만 주로 발톱에 많이 발생하며 그중에도 엄지발가락이 가장 잘 발생하는 부위이다. 무좀은 진균과 곰팡이 같은 피부사상균에 의해서 발생하며 다른 말로 조갑백선이라고 부른다. 병변의 발생 위치에 따라 족부백선(발가락, 발바닥), 체부백선(몸통, 목, 얼굴) 두부백선(두피)로 부르며 모두 같은 진균증에 의한 감염으로 발생하는 질환이다.

무좀균은 고온 다습한 환경에서 증식을 잘하기 때문에 겨울보다는 여름에 많이 발생하는 경향이 있어 남자의 경우는 군대 생활

중에 감염되는 경우가 흔하다. 진료실에서 발톱 무좀으로 내원하는 환자들을 보면 의외로 남자보다 여자가 좀 많다는 느낌이 든다. 일반 무좀은 남성에게서 더 많이 발생하는 반면 발톱 무좀은 여성이 더 많은 이유는 페디큐어나 네일아트 등의 시술 중에 감염되는 일도 있기 때문이지 않을까 추측해본다.

발톱 무좀과 발 무좀은 서로에게 영향을 주어 발톱 무좀이 발 무좀이 될 수 있고, 거꾸로 감염도 가능하다. 그래서 동시에 치료해야 하며 같이 생활하는 가족과 구성원들도 함께 치료하는 것이 원칙이다. 간혹 완치 후 1~2년이 지나 다시 찾아오는 환자들이 있는데 배우자나 가족으로부터 재감염되어 오는 경우가 대부분이라고 생각된다.

발톱 무좀의 치료는 약물 치료와 레이저 치료로 나눌 수 있으며 현재까지는 대부분 약물을 통해 치료를 진행하고 있다. 약물 치료는 먹는 약과 바르는 약이 있으며 가장 효과적인 치료제는 경구약이다. 경구약은 주 1회 복용하는 플루코나졸(디푸루칸, 후나졸 등)과 1주 복용 후 3주 휴약하는 이트라코나졸(스포라녹스, 이트라정 등) 그리고 매일 복용하는 테르비나핀(라미실, 무조날정 등)이 있다. 먹는 약을 통한 치료는 6개월에서 1년 정도의 충분한 기간이 필요하여 개인의 상황과 건강 상태에 맞춰 적절한 약을 선택해 복용하면 된다.

과거 니조랄로 대변되는 케토코나졸 성분이 간 독성이 심하다고 알려져 있어, 먹는 무좀치료제들이 간을 망가트린다는 편견을 가지고 약 복용을 주저하는 환자들도 많다. 하지만 현재 경구용 케토코나졸 성분은 더 이상 생산하지 않고 있으며 최근에 사용하는 약들은 간 질환을 거의 일으키지 않는다. 즉, 간 기능에 크게 영향을 준다고 말할 수 없다.

물론 치료 전후에 혈액 검사를 하여 작은 악화 가능성도 확인하면서 치료한다. 먹는 약보다는 효과가 적지만 간 질환, 신장 질환 등 만성 질환이 있어 경구약 복용이 부담되는 환자에게는 바르는 약이 있다. 우선 보험이 되는 약으로 아모롤핀(Amorolfine) 성분의 로세릴과 시클로피록스(Cyclopirox) 성분의 로푸록스가 있으며, 이것은 발톱을 갈아낸 후 발라야 하는 약들이고 풀케어, 무조날에스 등은 갈지 않고 바로 바르는 제제이다. 최근에 에피나코나졸 성분의 주블리아라는 약제가 나왔는데 기존의 약제보다 치료 효과가 높은 것으로 알려져 있으나 현재까지 보험급여가 되지 않는 단점이 있다.

바르는 약제는 먹는 약에 비해 전신으로 흡수되지는 않아 별다른 부작용은 없으나 발톱 전체를 침범하거나 뿌리 쪽에 무좀이 있는 경우 치료 효과가 많이 떨어짐으로 발톱 면적의 50% 이하로 감염된 초기 무좀에 적용하는 것이 바람직해 보인다. 임산부 등 앞서 설명한 약물치료를 하기 어려운 환자들은 최근에 레이저를 이용한 치료가 시도되고 있다. 발톱에 열을 가해서 무좀균을 없애기 위해 개발된 열 레이저(핀포인트 레이저, 힐러 레이저)와 열 발생이 없는 빛 레이저(오니코 레이저, 루눌라 레이저)가 있으며 환자의 상황에 따라 피부과에서 시술받을 수 있다. 지금까지의 성적은 먹는 약보다는 결과가 만족스럽지는 않은 것으로 보인다.

발톱 무좀은 치명적인 질환은 아니나 미관상 좋지 않다. 또한 발톱이 두꺼워지고 휘면서 조갑주위염이나 내향성 발톱 등이 생기면 통증이 심해져 간단한 보행 등에도 장애를 줄 수 있으므로 초기 치료가 매우 중요하다. 평소 발톱 색이 변하거나 두꺼워지고 각질이 생기는 등의 초기 변화가 있으면 반드시 피부과에 내원하여 정확한 진단을 받은 후 초기에 치료를 받는 것이 치료 기간을 단축시키고 완치율을 높일 수 있는 길임을 강조한다.

제 3장

?!

눈에 보이는
건강 신호를 주목하라

소변에 거품이 많이 보인다면
의심하자, 단백뇨

건장한 체격의 40대 남성이 진료실 문을 열고 들어왔다.

"선생님, 소변에서 거품이 너무 많이 보여요. 이거 괜찮은 걸까요?"

"언제부터 거품이 보였나요?"

"유심히 보지는 않아서 정확히는 모르겠는데 최근 며칠 동안 심해진 것 같아요."

"하루 중 언제 가장 심하게 보이나요? 아침이나 저녁, 또는 운동 후도 있고요."

"낮에는 직장에서 소변기에 보기 때문에 거품을 크게 못 느끼는 것 같고 아침에 일어나서 소변볼 때 거품이 제일 많이 보여요. 특히 술 마신 날이나 격하게 운동을 하고 난 후에 더 그런 것 같기도 하고요."

"음, 고혈압이나 당뇨 약을 복용하고 있지는 않나요?"

"네! 2년에 한 번씩 회사에서 건강 검진을 비교적 자세히 받고 있는데 아직까지 혈압, 당뇨가 있다는 이야기는 듣지 못했어요. 검사 결과 모두 정상이었던 것으로 기억합니다."

"그러시군요, 거품뇨의 원인 중에 문제가 되는 것은 단백뇨인데 문제없이 정상 상태일 때도 소변에 거품이 보일 수도 있습니다. 특히 남자는 소변볼 때 낙차가 크고 아침에는 소변량이 많아서 요속이 빠르기 때문에 거품이 더 생길 수 있어요. 일단 소변 검사를 해서 실제로 단백뇨가 나오는지 확인해보지요."

다행히 이 환자는 소변 검사에서 요단백이 검출되지 않았다.

소변에 거품이 나온다거나 다리나 몸이 붓는다며 병원을 찾아오는 환자들이 많다. 이는 모두 단백뇨의 증상일 수 있다. 단백뇨를 이해하려면 사구체를 알아야 한다. 먼저 우리의 신장은 정수기와 같은 기능을 한다고 볼 수 있다. 몸에 필요한 성분은 보관하고,

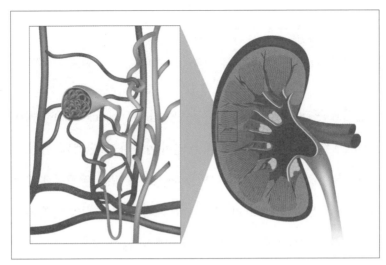

사구체의 구조

또는 여과 후에 재흡수 함으로써 일정량을 항상 유지하며 필요 없
는 성분은 몸 밖으로 배출시키는 기능을 한다. 이러한 기능을 하려
면 필요한 성분만 거를 수 있는 필터가 있어야 하는데 필터 역할을
하는 곳이 바로 사구체이다.

사구체는 모세혈관이 실타래처럼 모여 있어서 이름 지어진 기
관으로 한쪽 신장에 백만 개 정도의 사구체가 있으며 두 곳의 신장
을 합하면 대략 이백만 개의 사구체가 있다. 이 사구체에 이상이
생겨 하루 150mg/day 이상의 단백질이 소변으로 나올 때 단백뇨라
고 정의한다.

요시험지봉 검사

검사 결과	Trace(+ −)	1+	2+	3+	4+
요 단백량(mg/dl)	15	30	100	300	1,000

단백뇨는 건강검진에서 요시험지봉 검사(Dipstick Test)라는 비교적 간단한 방법으로 저렴하게 확인이 가능하며 "단백뇨: 음성 또는 -, 단백뇨: trace 또는 +, 단백뇨 1+, 2+"와 같은 검진결과 통보서를 받게 된다. 단백뇨의 단계는 4+까지 표기되며 양성 숫자가 높을수록 단백뇨의 양이 많고, 신장 질환도 많이 진행되었다는 의미이다.

이러한 결과는 추측이고 정확하다고는 볼 수 없다. 정확한 결과를 알기 위해서는 24시간 동안 소변을 모아서 소변 내의 배출된 단백질 양을 측정해야 하나 24시간 동안 소변을 한 번도 빠짐없이 모은다는 것이 쉽지 않아 최근 임상에서는 한 번의 소변으로 단백질 또는 알부민과 크레아티닌의 비율을 계산해서 하루 단백뇨를 추측하는 방법이 많이 사용되고 있으며, 이것으로 하루 단백뇨의 양을 비교적 정확하게 알 수 있다.

단백뇨는 원인에 따라 기능성 단백뇨와 병적인 단백뇨로 나눌 수 있다. 기능성 단백뇨는 가령 격심한 운동을 한 후나 발열이 있을 때, 탈수가 심할 때, 요로 감염이 있을 때 등 신장(콩팥) 기능에 문제가 생기지 않은 상태에서 여러 가지 원인에 의해 일시적으로 생기는 경우이다. 소아청소년기에는 오래 앉아있거나 서있을 때 기립성 단백뇨의 형태로 발생할 수 있다.

일시적(기능적) 단백뇨를 제외하면 모든 단백뇨는 신장에 이상이 발생하고 있다는 초기 신호일 수 있으며 단백뇨를 일으키는 가장 흔한 원인은 당뇨병이다. 단백뇨 환자 절반 가까이가 당뇨로 인한 신장 손상이 원인이며 다음으로 고혈압, 사구체신염 등이 단백뇨의 원인 질환이다.

신장기능을 말할 때 빼놓을 수 없는 말이 있다. 바로 사구체여과율이다. 사구체여과율(Glomerular filtration rate, GFR)은 1분 동안 신장의 사구체가 걸러내는 혈액량을 의미하며 높을수록 신장기능이 좋다고 할 수 있다. 사구체여과율 정도를 가지고 만성 신장병의 병기를 나누게 되는데 다음과 같다.

신장병의 진행 단계

단계	사구체여과율	특징(증상)	치료
1	90 이상	정상(무증상)	주기적인 검사
2	60~89	신장기능 감소시작	당뇨, 고혈압 등 관리
3	30~59	피로, 식욕 감소, 소양증	원인 질환 치료
4	15~29	3단계 증상 악화	투석 또는 신장 이식에 대한 준비
5	15 미만	수면장애, 호흡곤란 등	투석 또는 이식 시행

우리의 신장은 단순히 혈액을 걸러내어 노폐물을 배설하는 기능만 가지고 있는 것이 아니다. 에리스로포이에틴(Erythropoietin)이라는 호르몬을 분비하여 적혈구를 생성해서 빈혈을 예방할뿐만 아니라 비타민D를 활성화해 골다공증을 예방하고, 심혈관 질환의 예방에도 중요한 역할한다. 또한 각종 전해질의 농도를 조절하고 레닌(Renin)이라는 호르몬을 분비하여 혈압을 조절하는 중요한 기능을 가지고 있는 장기이다.

이러한 기능을 하는 신장에 손상이 있다는 소견이 초기에 우연히 발견되는 일은 단백뇨가 계기인 경우가 많다. 만성 신장병의 경우 생명을 유지하기 위해 혈액투석이나 신장이식과 같은 치료를 해야 하는 질환이므로 검진에서 적은 양의 단백뇨가 발견되었을 때 신장 기능을 정확히 측정하고, 진행 단계에 맞는 치료가 필요하다. 치료를 적극적으로 시행하는 것이 말기 신부전으로 가는 것을 늦추고 건강한 삶을 오래 누릴 수 있는 방법이다. 그러기 위해 몇 가지 방법을 제시해본다.

우선 초기에 단백뇨를 일으키는 원인 질환을 철저히 조절하는 것이다. 당뇨 환자에서는 당화혈색소를 7 미만으로, 고혈압 환자는 혈압을 130/80$mmHg$ 이하로 조절하는 것이 중요하며, 체질량 지수(Body mass index, BMI)를 20~25로 조절하여 적정 체중을 유지하고 콜레스테롤과 중성지방을 철저히 관리해야 한다. 그리고 식단 관리에서는 저염식을 하는 것이 중요하다. 저염식을 하면 신장 기능의 악화를 늦출 수 있을 뿐 아니라 혈압을 낮춰 뇌졸중, 심근경색 같은 심혈관 질환 예방에도 도움이 된다. 또한 무분별한 약물 복용, 특히 비스테로이드성 소염진통제, 건강보조식품, 한약, 항생제 등은 복용에 주의해야 하며 꼭 필요한 경우 의사와 상담 후 복용해야 함을 명심해야 한다.

건강 검진에서 우연히 발견되는 단백뇨는 신장 손상의 초기 징후일 수 있다. 단백뇨가 심하지 않을 때는 환자 대부분이 무증상이지만 당뇨, 고혈압 등의 기저 질환이 있는 환자인 경우가 많으므로 단백뇨가 발견되면 바로 앞서 설명한 식이요법, 운동요법을 실천하여 적정 체중을 유지하고 가지고 있는 질환에 대한 철저한 관리가 매우 중요함을 다시 한번 강조하다. 신장내과 진료를 통해 장기적이고 실천 가능한 치료 계획을 수립해 건강한 신장을 오래도록 가지고 살 수 있기를 바란다.

무심코 넘긴 혈뇨,
암일 수 있다

　30대 중반의 여성 환자가 눈에 눈물이 살짝 맺힌 채로 심각한 표정을 지으며 진료실 문을 열고 들어왔다. 뭔가 심각한 증상이 있는 환자임을 직감했다.

　"어디가 아파서 오셨어요?"

　"선생님! 오늘 아침에 소변이 마려워서 일어나 소변을 봤는데 빨간색 물감을 풀어 놓은 것 같은 선홍색의 혈뇨를 보았어요."

　"많이 놀라셨겠네요. 소변볼 때 요도 주변이 불편하지는 않았나요?"

"네, 소변볼 때 요도 주변이 좀 뻐근한 느낌이 들었어요."

"전에도 이런 증상이 있었나요?"

"아니요! 살면서 처음이에요."

"급성 방광염일 가능성이 가장 높네요. 일단 소변 검사를 해보고 약을 복용해 보시지요. 너무 걱정하지 않아도 될 것 같네요."

환자에게 7일 정도 항생제 처방을 하였고, 증상은 완전히 개선되어 완치되었다.

이 환자의 경우 급성 요로감염으로 발생한 혈뇨였으며, 환자가 육안으로 혈뇨를 확인한 후 병원을 방문하였다. 이처럼 육안으로 확인 가능한 혈뇨는 육안적 혈뇨(Gross hematuria)라고 하며, 육안으로 확인이 불가능해 현미경 검사에서 우연히 발견되는 혈뇨는 현미경적 혈뇨(Microscopic hematuria)라고 한다.

또한 혈뇨는 아니지만 피가 섞인 것처럼 소변이 붉은색으로 보일 때가 있는데 이를 가성혈뇨라고 부른다. 가성혈뇨는 약이나 붉은색의 음식을 섭취했을 때 일시적으로 나타날 수 있으며 약으로는 항결핵제인 리팜핀, 항경련제인 딜란틴(Phenitoin), 음식으로는 비트, 베리류의 붉은색 채소과일을 섭취한 후에 일시적으로 나타날 수 있다.

이외에도 용혈성 빈혈로 인한 헤모글로빈뇨와 과격한 운동, 심한 외상, 독극물 등에 의한 근육 손상으로 인한 마이오글로빈뇨도 붉은색을 띤다. 엄밀히 말하면 이 경우들은 혈뇨가 아니며 현미경을 이용한 요침사 검사를 통해 적혈구의 존재 유무를 확인하여 감별이 가능하다. 이처럼 소변에 피가 없으나 피가 섞인 것처럼 붉게 보이는 가성 혈뇨는 실제 임상에서 흔치 않으며 대부분 기존 질환에 대한 병력과 문진을 통해 감별이 가능하다.

혈뇨의 원인은 신장부터 요관, 방광, 요도, 남성의 경우는 전립선에 이르는 비뇨기계통 어딘가에 피가 날만한 질환이 있다는 것을 의미한다. 혈뇨의 원인은 다양한데 서두의 여성 환자와 같이 방광염에서 비롯한 요로 감염으로 발생하는 혈뇨가 있으며 20~30대의 젊은 환자에서는 이러한 감염으로 인한 혈뇨가 가장 흔하다. 중년 이후에는 결석으로 인한 혈뇨가 가장 많으며 혈뇨와 함께 배뇨통(옆구리, 요도, 하복부, 회음부 등에 통증)이 동반되는 경우가 많다.

혈뇨의 원인 중 가장 심각한 것은 요로계통에 생기는 악성종양으로 방광암, 신장암, 요관암, 전립선암이 해당된다. 이 외에 면역 반응에 의해 발생하는 사구체신염 등이 혈뇨의 흔한 원인이다. 혈뇨는 소변 검사, 혈액 검사, 비뇨기계 초음파, 방광 내시경과 복부 CT 검사 등을 이용하면 대부분 진단이 가능하지만 사구체신염에 의한 혈뇨는 신장 조직 검사가 필요할 수도 있다.

혈뇨의 치료는 원인 질환에 따라 다르며 감염에 의한 혈뇨는 감염을 일으키는 원인균에 감수성 있는 항생제를 충분한 기간 동안 투여하면 쉽게 치료가 가능하다. 결석에 의한 혈뇨는 원인이 되는 결석을 체외 충격파 쇄석술과 방광 내시경을 통한 결석 제거술로 치료할 수 있다. 악성종양은 발생 부위에 대한 외과적 치료, 화학적 치료와 방사선 치료 등을 병행하여 치료할 수 있으나 완전히 해결하지 못하는 경우도 있고, 재발의 가능성을 항상 염두에 두어야 한다. 사구체신염에 의한 혈뇨는 이차성으로 발생했을 때는 원인 질환을 치료하고, 일차성으로 발생했을 때는 면역억제제 등의 치료가 함께 필요할 수 있다.

이처럼 다양한 원인에 의해 발생하는 혈뇨는 원인 질환에 따라 신장내과와 비뇨의학과가 적절히 참여하여 내과적, 외과적 치료가 함께 이루어져야 하는 경우가 많다. 일시적으로 원인을 알 수 없는 혈뇨도 있을 수 있으나 검진에서 우연히 발견된 혈뇨(대부분 현미경적 혈뇨)와 육안으로 보여지는 혈뇨는 대부분 원인 질환이 있고, 경우에 따라 심각한 질환의 증상으로 나타날 수도 있음을 명심하고 혈뇨가 있는 환자는 증상이 생기면 지체 없이 가까운 병원을 찾아 그 원인을 찾아보기를 강력히 권고한다.

만지면 옮는다,
성매개 질환

20대 남성 환자가 진료실 문을 조심스럽게 열며 들어왔다.

"어디가 아파서 오셨어요?"

"아침에 일어나서 소변을 보는데 요도 끝이 많이 아프고 속옷에 누런 분비물이 묻어 있더라고요."

"그래요? 요 며칠 사이 성접촉은 없었나요?"

"5일 전에 한 여성과 잠자리를 한 적이 있었습니다."

"소변 검사를 해봅시다."

검사에서 임질균(Neisseria gonorrhea)이 확인되었다. 이 남성은 화농성 분비물을 보이는 전형적인 임균성 요도염이었고, 적절한 항생제 치료 후 증상이 개선되어 완치되었다.

과거에 성병으로 불리던 성매개감염병은 성접촉을 통해 전염되는 질환을 총칭하며 임균성 요도염(Gonococcal urethritis, GU), 비임균성 요도염(Non gonococcal urethritis, NGU), 매독(Syphilis), 연성하감(Chancroid), 생식기포진(Genital herpes), 생식기 사마귀(Condyloma accuminatum), 사면발이증(Pediculosis pubis), 옴(Scabies) 등이 있다. 이 중 임상에서 흔히 보는 몇몇 질환에 대한 임상 소견과 치료, 예방 등에 관해 간단히 알아보고자 한다.

임균성 요도염

임질이라고 부르는 임균성 요도염은 임균에 의한 감염으로 발생하며 성접촉 후 3~7일간의 잠복기를 거쳐 요도 가려움증, 배뇨통과 화농성 분비물 배출 등의 증상을 보인다. 여성은 남성보다 증상이 경미하거나 아예 무증상인 경우가 많아 진단이 늦어지기도 하며, 이로 인해 자궁경부염, 골반염, 불임, 자궁 외 임신과 같은 합병증이 발생할 가능성도 높아질 수 있다.

임균성 요도염은 소변이나 질 분비물의 도말 검사 또는 배양 검사를 통해 검사가 가능하며 최근 미국질병통제예방센터(CDC)의 가이드에 의하면 항생제 주사 1회 요법으로도 치료가 가능하다고 한다.

비임균성 요도염

비임균성 요도염은 임질균 이외의 병원체에 의한 감염으로 발생한 요도염을 총칭한다. 클라미디아(*Chlamydia trachomatis*)에 의한 감염이 가장 흔하며 그 외에 마이코플라즈마(*Mycoplasma genitalium*), 유레아플라즈마(*Ureaplasma urealyticum*), 트리코모나스(*Trichomonas vaginalis*), 단순포진 바이러스(Herpes simplex virus) 등이 원인이 되어 나타난다.

원인균에 따라 증상이 나타나는 시기가 다를 수 있지만 보통 7~14일 정도의 잠복기를 거쳐서 배뇨통과 임균성 요도염보다는 덜 화농된 점액성 분비물을 보이지만 분비물의 성상만으로는 진단이 불가능하다. 그 밖에 드물게 혈뇨가 동반되는 경우도 있다. 클라미디아의 경우 남자의 50%, 여자의 70%에서 증상이 없을 수 있어 진단이 늦어지는 경우가 있을 수 있다.

진단은 아침 첫 소변을 받아 시행하는 STD 12종 PCR 검사를 가장 많이 하며 원인균이 찾아지면 원인균에 맞는 적절한 항생제를 선택해 치료하게 된다. 클라미디아에 의한 감염은 독시사이클린

(Doxycycline)이 효과적이고 임신 중이거나 독시사이클린을 사용할 수 없을 때는 아지트로마이신(Azithromycin)을 2차 약으로 사용할 수 있다. 마이코플라즈마는 독시사이클린을 먼저 쓰고 내성이 없다면 아지트로마이신과 목시플록사신을 추가로 사용할 수 있다.

치료는 감염자와 배우자 또는 성관계를 갖는 파트너가 동시에 해야 하며 치료가 완료될 때까지 성관계를 하지 않도록 교육한다. 또한 재감염의 위험이 높아 3개월 후 추적 검사가 필요하다.

매독

매독은 트레포네마 팔리둠(*Treponema pallidum*)에 감염된 후 2~4주의 잠복기를 거쳐 외부 생식기에 1.5~2*cm* 크기의 궤양이 발생하는 염증성 질환이다. 궤양은 일반적으로 단단하고 통증과 삼출물 없이 매끄러운 단일 병변인 것이 특징이어서 경성하감(Chancre, 단단한 궤양)이라고 부르기도 한다. 이것을 1기 매독이라고 하며 치료하지 않아도 3~6주 후에 자연 소실된다.

이때 적절한 치료를 하지 못하면 2기 매독으로 진행된다. 2기 매독은 점막의 궤양이나 피부 발진의 형태로 나타나며 특히 손과 발바닥에 생기는 발진이 특징이다. 그 외에 전신증상으로 근육통, 두통, 인후통, 체중 감소 등이 나타날 수 있다. 2기 매독 증상은 치료를 하지 않아도 6~8주 후면 증상이 자연 소실되며, 일정기간(길게는 수 년) 무증상의 잠복기를 거쳐 3기 매독으로 진행한다. 이때 몸 안에 있는 매독균이 신경, 심장, 혈관, 관절, 뼈 등을 손상시켜 다양한 증상을 일으킨다.

매독 진단은 현미경으로 균을 직접 확인했을 때 나선형 균이 보이면 확진이 가능하다. 혈청학적 검사로 비트레포네마 검사인 VDRL, RPR 검사가 있으며 위양성(False positive)의 가능성이 있으나 치료 후에 평가 지표로 유용하게 사용된다. 트레포네마 검사로는 FTA-ABS, TPHA 검사가 임상에서 사용된다. 이 검사들은 VDRL 검사 양성 환자에서 확진 목적으로 사용하나 치료 후에도 양성으로 계속 남아있어 치료 결과를 판정하는 데는 한계가 있다.

치료를 살펴보면 1, 2기의 매독은 페니실린 주사 1회 근육주사로 치료 가능하며 잠복 매독은 페니실린 주사를 1주에 한 차례씩 3주간 치료한다. 3기의 매독은 2주간 매일 페니실린 정맥주사를 시행하여 치료가 가능하다. 예방법은 궤양이 있는 환자와의 성접촉을 피하는 것이 유일하다.

연성하감

연성하감은 헤모필루스 듀크레이균(*Haemophilus ducreyi*)에 의한 감염으로 발생하며 성접촉 후 3~10일이 지나면 외부 생식기에 수포, 농포, 궤양이 순차적으로 나타난다. 궤양은 대게 다발성 병변으로 생기며, 병변의 크기는 2*cm* 정도이다. 궤양의 경계가 분명하고 통증이 심하면서 화농성의 삼출액이 많다는 것이 특징이며, 이것이 매독으로 인한 궤양과의 차이점이다. 일측성 서혜부 림프절의 부종과 동통이 동반되기도 하며 치료는 아지트로마이신 1*g*씩 1회 경구투여나 세프트리악손 항생제 주사 1회 요법으로 치료가 가능하다.

생식기포진

단순포진을 앓고 있는 사람과 성접촉을 한 후에 2~7일의 잠복기를 거쳐서 외부 생식기와 항문 주변에 발진과 물집을 일으킨다. 또한 통증을 동반한 2~3*mm*의 작은 궤양이 다발성으로 생기는 특징이 있으며 주로 2형 단순포진 바이러스에 의해 발생하지만 1형 단순포진 바이러스에 의해서도 발생이 가능하다.

아사이클로비르(Acyclovir) 경구 투여로 치료가 가능하나 80%에서 재발이 된다고 알려져 있다. 다행히 재발하는 경우는 처음 발

생하였을 때보다 증상이 경미하게 나타난다는 것이 그나마 위안
이다. 외음부 주변에 단순포진이 있는 산모가 자연분만을 할 때 태
아에게 감염되면 신생아의 사망률이 높고 치명적인 후유 장애가
있을 수 있어 매우 주의해야 한다.

생식기 사마귀

생식기 사마귀는 일명 곤지름(첨규사마귀)이라고 불리는 성매개
질환이다. 인체유두종바이러스(Human papilloma virus, HPV)에
의해 감염되며 HPV Type 6, 11 유전자형이 관련이 있고(자궁경부
암은 HPV Type16, 18이 위험 유전자형으로 알려져 있음), 1~8개월
(평균 3개월)의 잠복기를 거쳐 외부 생식기뿐 아니라 질, 요도, 항
문, 입술까지 다발성의 꽃양배추(cauliflower) 모양의 돌기가 나타
나는 특징이 있다. 또 다른 특징으로는 대부분 무증상인 경우가 많
으며 가려움증, 통증이 동반되기도 하고 만지면 쉽게 피가 나는 경
향이 있다.

　생식기 사마귀는 진단 시 2기 매독의 편평콘딜로마(Condyloma
lata)와 얼핏 유사해보일 수 있어 감별이 필요하다. 편평콘딜로마
는 생식기 사마귀보다 육안적으로 좀 더 습하고 궤양을 형성하며
감별 진단을 위해 혈청 검사(VDRL)가 필요할 수 있다.

외부 생식기에 생긴 사마귀의 90%는 2년 내에 치료 없이 사라지지만 그렇다고 HPV의 박멸을 의미하는 것은 아니다. 때문에 포도필린 수지, 사염화초산액 등의 약물 도포, 냉동치료와 전기 소작술과 같은 외과적인 치료를 시도해 볼 수 있다.

치료 후에도 3개월 정도의 주기적인 추적관찰이 필요하며 예방을 위해선 생식기 주변에 사마귀가 있는 파트너와는 성접촉을 하지 않아야 한다. 자궁경부암 예방백신(가다실 4가, 9가)을 9~26세의 성경험이 없는 여성에서 우선 접종해야 한다. 남자도 생식기 사마귀의 예방목적으로 같은 백신을 접종할 것을 권장한다.

사면발이

이(louse)의 한 종류인 프티루스 푸비스(Phthirus pubis)라는 기생곤충이 성접촉 후에 음모나 겨드랑이 털에 전염되어 발생하는 성매개 질환이다. 직접적인 성접촉이 없어도 감염된 옷, 침구류를 공동으로 사용한 후에 전염될 수 있어 목욕탕, 찜질방 등에서 심심치 않게 발생하는 질환이다.

이 기생곤충은 하루 4~5회 흡혈을 하면서 생명을 유지하고 흡혈할 때 나온 타액에 의한 과민반응으로 심한 소양증을 일으키며 흡혈 부위에 갈색 반점이 생겨 팬티에 묻을 수도 있다.

진단은 음모와 사타구니 부위의 심한 소양증과 함께 음모에 붙어 있는 알과 성충을 발견하는 것이 유일한 진단방법이다. 간혹 음모 부위에 소양증이 있어 사면발이가 아니냐고 내원하는 환자들이 있는데 의외로 습진성 피부 질환이나 피부 건조증으로 인한 경우가 많다.

치료는 린단로오션이 많이 사용되었으나 현재는 독성이 심해 사용하지 않고, 퍼메트린 크림(오메크린 크림 30g)을 사용하고 있으며 1회 사용 후 완치가 가능하다. 치료 후에 재감염을 막기 위해 사용하는 의류, 침구류는 55℃ 이상의 물에 세탁하거나 드라이클리닝을 한 후에 사용할 것을 권한다.

옴

옴은 옴 진드기(Scabies mite)에 의해 감염되는 기생충성 피부 질환이다. 성매개 질환으로 분류하긴 하였으나 동거인이나 단체 생활을 하는 사람들도 함께 발병하는 전염성이 비교적 강한 피부 질환이며, 보통 감염 후 4~6주의 잠복기를 거쳐 심한 가려움증(특히 밤에 심해짐)을 동반한다.

손가락 사이, 겨드랑이, 사타구니 등 피부가 연하고 접히는 부위의 각질 층 내에 동굴을 뚫고 기생하는 진드기가 분비한 배설물에 대한 알레르기 반응으로 가려움증이 유발되는 것이며, 옴 진드기가 있는 부위의 각질층을 긁어내어 현미경으로 진드기와 알의 존재를 확인하여 진단할 수 있다.

치료는 크로타미톤 연고(유락신 연고)와 퍼메트린 크림(오메크린 크림)을 얼굴과 두피를 제외한 몸 전체에 골고루 바르고 8~14시간 후 세척하는 방법으로 치료한다. 옴의 잠복기가 4~6주임을 고려하여 같이 생활하는 동거인은 증상이 없더라도 같이 치료할 것을 권고한다. 치료 후에는 사면발이에서와 마찬가지로 옷이나 침구류를 고온에 삶아서 빨거나 드라이클리닝을 하여야 재감염을 막을 수 있다.

나도 모르게 하는 실수,
요실금

최근 60대 초반의 여성이 진료실 문을 조심스럽게 열며 들어왔다.

"원장님, 제가 최근 몇 달 전부터 소변이 의도치 않게 자꾸 새어나와요."

환자에게 과거 출산 경험이 있는지 물었고, 환자는 미혼으로 출산 경험은 없지만 10년 전 자궁 적출술과 나팔관 한 쪽을 절제하는 수술을 받았다고 했다.

"음, 요실금인 것 같은데요. 요실금은 남성보다 여성에게서 많이 생기고, 연령이 증가하면서 더 많이 생기는 질환입니다."

"제가 친구들과 여행가는 걸 좋아하는데 언젠가부터 장시간 버스를 타고 가는 게 꺼려지고, 어딜 가더라도 화장실 위치부터 알아야 하는 강박증도 생긴 것 같아요."

"많이 힘드시겠어요. 혹시 기침을 하거나 크게 웃을 때, 아니면 운동을 심하게 할 때 소변이 저절로 새지는 않나요?"

"네! 그러지는 않아요. 단지 소변이 자주 마렵고 요의를 느끼면 참지 못해 가끔 실례를 하네요."

"예, 알겠습니다. 약을 복용하시면 지금보다 많이 편해지실 거예요. 요실금은 형태에 따라 수술을 해야 하는 경우도 있는데 환자분의 증상을 보니 다행히 행동요법개선과 약물치료로 증상이 많이 좋아질 것 같습니다."

누구에게나 남들에게 말 못 할 증상이 있을 수 있다. 특히 배뇨기능, 성기능 장애가 있을 때 가까운 친구나 가족들에게조차 말하기를 꺼리게 되는 경우가 많다. 요실금은 자기가 의도하지 않았는데 요도를 통해 소변이 나오는 현상으로 정의한다. 과민성 방광(Overactive bladder)과 혼돈하는 사람도 있는데 과민성 방광은 요의를 느끼면 참지 못하는 절박뇨(Urgency)를 반드시 동반해야 진단할 수 있어 요실금과는 차이가 있다. 요실금은 질환명이라기보다는 하나의 증상이라고 할 수 있다.

요실금은 짧은 요도 길이(약 4cm) 등 해부학적인 차이와 분만, 부인과 수술로 인한 골반저근의 약화, 방광 요도괄약근의 기능 저하 등이 원인이 되어 남성보다는 여성에게서 더 많이 발생한다. 성인 여성의 경우 30~50%가 요실금을 경험한 것으로 보고되고 있으며 남자는 그보다 적은 4% 내외로 발생하는 것으로 알려져 있다.

요실금은 기침, 재채기, 줄넘기, 무거운 물건을 들 때처럼 복압이 올라갈 수 있는 상황에서 생기는 복압성 요실금(Stress urinary incontinence), 소변을 보러 화장실에 가면서 참지 못하고 소변이 새는 절박성 요실금(Urge incontinence), 소변이 넘쳐 흐르면서 발생하는 일류성(범람성) 요실금(Overflow incontinence)과 요도나 방광에 해부학적 이상으로 생기는 진성 요실금으로 분류한다. 대부분이 복압성 요실금이고 절박성 요실금의 증상과 혼합해서 나타나는 환자도 많이 있다.

요실금 환자를 진단하는데 가장 중요한 것은 자세한 병력 청취이다. 병력 청취만 잘해도 요실금의 형태를 알고 그에 맞는 치료 계획을 세울 수 있으며, 환자의 상태에 따라 직장이나 골반내진 검

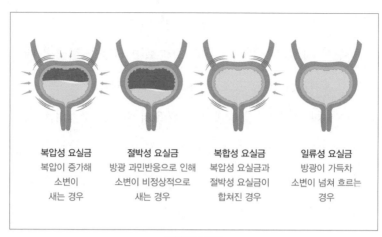

복압성 요실금	절박성 요실금	복합성 요실금	일류성 요실금
복압이 증가해 소변이 새는 경우	방광 과민반응으로 인해 소변이 비정상적으로 새는 경우	복압성 요실금과 절박성 요실금이 합쳐진 경우	방광이 가득차 소변이 넘쳐 흐르는 경우

요실금의 종류

사, 2~3일간의 배뇨일지(수분과 음식의 섭취량과 종류, 배뇨 횟수와 배뇨량, 요실금 발생 여부 등), 소변 검사, 방사선 검사, 방광 내시경 검사 등을 시행해 볼 수 있다.

요실금의 치료는 분류에 따라 나뉜다. 복압성 요실금의 경우 증상 초기에는 골반저근(Pelvic floor muscle)을 강화하는 케겔 운동(Kegel exercise)과 5% 정도의 체중 감량이 도움이 될 수 있으며 금연 및 카페인, 알코올, 과도한 수분 섭취 제한 등이 필요하다. 약물 치료는 에스트로겐, SNRI(우울증 치료제) 계통의 약물이 도움이 된다고 하나 제한적이며 증상이 지속되면 요도를 지지해주는 슬링(Sling)을 걸어 하는 수술을 시행하기도 한다.

절박성 요실금의 치료는 방광훈련과 케겔 운동 등 행동교정치료가 우선 시행되며 방광훈련은 소변보는 시간을 정해서 배뇨 시간을 점차 늘려가는 것으로 배뇨 간격이 3시간까지 될 수 있게 훈련한다. 이외에 질 안에 골반 근육의 수축을 감지하는 기구를 넣어 훈련하는 바이오피드백 치료 등이 효과가 있으며 약물 치료는 항콜린제와 베타3작용제(베타미가, 미라벡정)가 주로 사용되는데 방광벽의 민감도를 감소시켜 요의를 덜 느끼게 해주고 방광의 용적을 늘려 주는 역할을 한다. 다만 평생 먹어야 하는 경우도 있으며 구강건조, 변비 등의 부작용이 있을 수 있다. 최근 임상에서는 방광벽에 보톡스를 주사해서 6~12개월간 절박성 요실금 증상을 일시적으로 개선시키는 치료법이 효과적으로 시도되고 있으며, 배뇨 중추가 있는 천수 신경에 침전극을 삽입하여 자극을 주는 천수신경조정술을 시행해 요실금을 치료하기도 한다.

　　일류성 요실금의 경우 소변의 배출을 도와주는 알파차단제(하이트린정, 하루날디정 등)와 항콜린제를 쓸 수 있으며 전립선 비대증이 심한 경우 수술적인 치료가 필요할 수 있다.

　　모든 질환이 그렇듯이 요실금도 초기에 비뇨의학과 전문의와 상담하여 치료하면 수술적인 치료까지 가지 않고 배뇨기능을 유

지할 수 있는 질환이므로 숨기고 참다가 더 큰 문제를 일으키는 우

를 범하지 않기를 당부한다.

시도 때도 없이 찾아오는
화장실 신호, 요붕증

　흔히들 맥주를 마시면 화장실을 자주 간다는 이야기를 한다. 맥주 외에도 커피나 물 등 액체를 많이 마셨을 때 화장실이 자주 가고 싶은 건 당연하다. 또 마신 게 없어도 긴장되는 상황에 돌연 화장실이 가고 싶어지기도 한다. 하지만 물을 많이 마시지 않았는데, 긴장되지도 않는데 계속 화장실이 가고 싶어진다면 어떨까? 상상만으로도 불편할 것이다.

　배뇨 횟수는 수분 섭취량, 긴장도, 알코올이나 카페인의 음용 여부, 운동으로 인한 땀 배출, 기초 대사량 등에 따라 다르지만 정상

성인의 경우 하루 평균 4~6회, 한 번에 150~300cc의 소변을 본다. 그래서 하루 평균 1,500cc 내외의 소변을 배출하는 것이 정상이다.

하루 3,000cc 이상의 소변을 보면 다뇨증(Polyuria)이라 하고 반대로 400cc 이하로 소변을 보면 핍뇨증(Oliguria)이라 하며 하루 100cc 이하이거나 전혀 소변을 보지 못하면 무뇨증(Anuria)이라고 정의한다. 핍뇨와 무뇨의 원인은 대부분 만성 콩팥병으로 인해 발생하지만 심부전으로 인한 신장으로의 혈액이 공급이 부족해서 발생되기도 한다. 또 신장에서 소변은 만들어지지만 요도, 방광 등의 소변의 배출구가 막혀서 발생할 수도 있다.

다뇨를 일으키는 질환은 여러 가지가 있지만 당뇨병이 가장 흔하다. 당뇨병으로 인해 혈당이 높아지면서 물과 함께 소변의 삼투압을 높이는 용질도 같이 빠져나가는 용질이뇨(소변의 삼투압이 300mOsm/ℓ 이상)가 발생하는 것이다.

또 물을 너무 많이 마셔서 발생하는 원발성 다음증(Primary polydipsia)과 요붕증(Diabetes Insipidus)이 원인이 되는 수분이뇨가 있다. 이때는 삼투압이 낮은 소변을 보게 된다. 쉽게 말하면 물 같은 소변을 보게 되는 것이다. 원발성 다음증은 정신과적 문제로 수분을 과하게 섭취하면 좋다는 의사 혹은 지인의 말을 듣고 물을 많이 마시는 경우가 많다.

요붕증은 항이뇨호르몬(Antidiuretic hormone, ADH)이 부족하거나 신장에서 기능을 하지 못해서 발생하게 된다. 항이뇨호르몬은 바소프레신(Vasopressin)이라고도 부르는데 임신과 분만 시에 자궁의 근육을 수축시키고 젖의 분비를 촉진시키는 호르몬인 옥시토신(Oxytocin)과 함께 뇌하수체 후엽에서 저장되어 있다가 분비되는 호르몬으로 신장의 원위 세뇨관에서 수분의 재흡수를 통해 물을 혈관으로 다시 보내 소변을 농축시키는 기능을 한다.

요붕증은 중추성 요붕증(Central DI)과 신성 요붕증(Nephrogenic DI)으로 나누어 볼 수 있다. 중추성 요붕증은 시상하부에서 만들어진 항이뇨호르몬이 뇌하수체에 저장되어 있다가 분비되는 과정에서 문제가 생겨 발생하며 신성 요붕증은 정상적으로 분비된 호르몬이 신장에서 제 기능을 하지 못하고 수분을 재흡수하지 못하는 것을 말한다.

요붕증이 생기면 하루 4ℓ 이상의, 대량의 소변 배출이 일어나게 되고 이로 인한 구갈증상(갈증이 심해 다량의 물이 마시고 싶은 증세)을 해결하기 위해 다량의 수분을 섭취하게 된다. 수분 섭취가 충분하지 않거나 요붕증이 심할 경우 식욕저하와 함께 피부 및 구강의 건조가 나타날 수 있다.

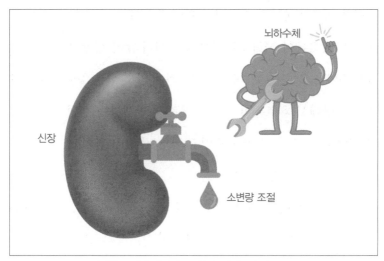

소변량을 조절해 체내 수분량을 유지하는 항이뇨호르몬

요붕증의 진단은 다뇨를 일으키는 원인의 감별이 매우 중요하다. 앞서 언급한 것처럼 소변의 삼투압이 $300mOsm/\ell$ 이상이면 당뇨와 같은 질환을 먼저 의심할 수 있으며 삼투압이 낮으면 원발성 다음증과 요붕증을 모두 고려할 수 있다.

정확한 감별진단을 위해서는 수분 제한 검사(Water deprivation test)를 하게 된다. 이 검사는 수분을 제한하면 뇌하수체에서 항이뇨호르몬의 분비를 자극하여 농축된 소변을 만들게 되는 원리인데 농축되면 물을 많이 섭취하여 발생한 원발성 다음증이고, 농축되지 않으면 요붕증으로 진단한다.

또한 바소프레신을 외부에서 투여했을 때 농축된 소변이 만들어지면 호르몬이 뇌하수체에서 분비되지 않아 발생하는 중추성 요붕증으로 볼 수 있고, 이에도 반응하지 않고 묽은 소변이 만들어지면 신장에서 호르몬이 작용을 못해서 발생하는 신성 요붕증으로 진단하게 된다. 그 밖에 혈액 검사와 뇌 MRI 촬영도 진단을 위해 반드시 시행한다.

요붕증의 치료는 중추성 요붕증의 경우 항이뇨호르몬이 뇌하수체에서 분비되지 않아 발생하기 때문에 항이뇨호르몬을 투여하여 치료하는데 주사제, 비강분무제(코에 뿌리는 스프레이 형태의 약)와 경구제 등이 실제 진료 현장에서 사용되고 있다. 신성 요붕증의 경우는 항이뇨호르몬을 투여해도 신장에서 반응하지 않기 때문에 효과를 기대할 수 없어 이뇨제(Thiazide)와 함께 인도메타신 같은 비스테로이드성 소염진통제(NSAIDs)가 치료제로 이용되며 고나트륨혈증의 치료를 위해 저염식의 식이 조절이 필요하다.

요붕증은 수분만 제대로 공급되면 치명적인 질환은 아니나 다뇨, 빈뇨(자주 소변을 보는 증상), 야간뇨가 동반되어 직장과 사회에서 정상 생활을 유지하는 것이 어려울 수 있는 질환이므로 반드시 치료가 필요하며 장기적인 꾸준한 관리가 함께 요구된다. 소변을 자주 보거나 많은 양의 소변을 보고 동시에 구갈증상이 발생하면 그에 대한 원인 파악이 반드시 필요하며 당뇨, 과민성 방광, 전립선비대증, 요붕증 등 원인 질환에 따라 치료하는 진료과와 치료방법도 다르기 때문에 다뇨, 빈뇨 증상 발생하면 바로 가까운 병원을 찾아 원인과 치료방법에 대한 조언을 먼저 구하기 바란다.

심혈관 질환이 보내는 경고, 발기부전

"김원장님, 혹시 그 약 처방 가능한가요?"

고혈압이 있어 몇 년 전부터 우리 병원에서 치료 중인 60대 남성이었다. 모 대학교수님이자 개인적으로는 대학교 선배님인 환자였는데 고혈압 약을 처방받고 진료실을 나가다 머뭇거리며 어렵게 말을 건넸다.

"그 약이라면 그거 말씀하시는 건가요?"

"흐흐! 맞아요, 그거요!"

정확한 약명을 말하지 않아도 환자나 의사나 느낌으로 이심전심 아는 약, 바로 발기부전 치료제이다. 발기부전이란 성공적인 성행위를 위한 적절한 발기 혹은 발기를 유지할 수 없는 상태로 정의하며 과거에는 발기불능(Impotence)이라고도 하였으나 최근에는 이 개념은 잘 사용하지 않는다.

우리 몸은 성적 자극을 받으면 부교감 신경이 활성화되어 산화질소가 분비된다. 이 산화질소는 cGMP를 증가시켜 음경해면제 동맥을 이완시키고, 혈액을 빠르게 유입시킴과 동시에 주변 정맥을 눌러 혈액 누출을 방지해 발기한 상태가 유지되는 것이다.

발기부전 자체는 단지 성기능의 저하로 인한 '삶의 질 저하'라는 측면도 있지만 초기 심혈관 질환의 예견인자로 의미가 있다는 것을 명심해야 한다. 실제로 발기부전을 가진 남성은 정상인에 비해 관상동맥 질환(협심증, 심근경색) 1.5배, 뇌졸중 1.35배, 조기 사망 1.2배의 증가를 보이는 것으로 조사되었다. 또한 발기부전의 유병률은 연령이 높아질수록 증가하여 40대 이하는 1~5%, 40대 이상은 30~50%, 70대 이상은 50~100%까지 보고되고 있다.

발기부전의 원인은 심인성 원인과 기질적 원인이 있으며 많은 경우 두 가지가 혼합하여 나타난다. 심인성의 경우 주로 젊은 층에서 나타나며 특정 상황에서 발생한다. 또 갑자기 발생하는 경향이 있으며 불안, 강박, 스트레스를 받고 있는 경우 발생 빈도가 늘어난다. 기질적인 원인과 다르게 야간 발기는 대부분의 남자가 정상이다. 기질적인 원인은 당뇨, 고혈압, 고지혈증 및 흡연 등으로 동맥혈관이 막히면서 발생한다. 그 외에 척추신경 손상이나 뇌졸중, 파킨슨병도 원인이 될 수 있다.

실제 진료현장에서 발기부전을 주 증상으로 방문하는 환자는 많지 않다. 앞서 언급한 당뇨, 고혈압, 고지혈증 등으로 병원을 다니던 환자가 갑자기 증상을 호소하는 경우가 많으며 보통 다른 증상을 말할 때보다 어렵게 이야기를 꺼낸다. 그만큼 의사와 환자 간의 친밀한 관계(Rapport)가 잘 형성되어 있어야 자연스럽게 상담이 가능하다. 임상에서는 환자가 구체적으로 본인의 증상을 말하기 어렵기 때문에 '국제 발기능 측정 설문지(IIEF-5)'를 이용한다. 질문은 5개로 각 문항당 5점 만점을 부여하며 22~25점이면 정상, 12~21점은 경증, 8~11점은 중등도, 5~7점은 중증 발기부전으로 진단한다.

발기부전으로 진단되면 원인을 찾아야 한다. 심인성의 경우 정신적인 문제라고 판단되면 초기에 정신건강의학과 의뢰가 필요할 수 있고 스트레스와 육체적, 정신적 피로 관리를 주문할 수 있다. 발기부전의 25%가 약물과 관련이 있을 수 있어 이에 대한 세심한 조사가 필요하며 의사와 상담 후에 환자가 복용 중인 약을 조절해야 하는 경우도 있다.

발기부전 환자의 경우 특별한 검사가 필요하지는 않으나 최근 검사를 한 적이 없다면 혈압, 혈당, 고지혈증 검사를 해 볼 수 있다. 남성 갱년기에 있는 환자는 남성호르몬 검사, 전립선특이항원 검사, 갑상선기능 검사 등을 시행해 볼 수 있다.

발기부전 환자의 치료는 과거에는 인공보형물삽입, 음경해면체 주사요법을 많이 사용하였으나 경구용 발기부전 치료제가 나온 이후로는 대부분의 환자가 이 약의 도움을 받고 있다.

경구용 발기부전 치료제는 의외의 곳에서 시작되었다. 초기에 협심증치료제로 임상시험 중 관상동맥이 아닌 음경해면체 동맥의 이완작용이 나타나 발기가 되는 부작용이 발생한 것이다. 이 약을 개발한 회사인 미국 화이자사는 1998년 '비아그라'라는 이름으로 FDA의 승인을 받아 출시했고, 전 세계에 있는 발기부전 환자들에게 엄청난 호응을 받으며 회사의 블록버스터로 자리 잡았다.

비아그라는 현재도 가장 많이 사용되는 발기유도제이며 2012년 약의 특허기간이 만료되어 팔팔정, 해피그라정, 프리스틴정 등 우리나라에서만 200여 가지의 복제약이 나와 저렴한 가격으로 사용할 수 있는 시대가 되었다. 그 외에 후발 주자인 시알리스, 레비트라, 제피드 등이 출시되었고 우리나라에서도 자이데나정(동아), 엠빅스(SK)가 개발되어 발기부전 환자들에게 도움을 주고 있다.

이 약들은 PDE-5억제제라는 공통점이 있어 혈관확장으로 인한 두통, 안면홍조의 부작용이 있고 드물게 소화불량, 시각장애 등의 부작용도 보고 되고 있으나 심한 부작용으로 약을 사용하지 못하는 경우는 매우 드물다. 비아그라와 레비트라는 지속시간이 2~6시간으로 비교적 짧고 강직도가 강한 것으로 알려져 있고 시알리스, 자이데나는 24~36시간의 상대적으로 긴 지속시간이 유지되어 상황에 따라 환자가 선택하여 사용할 수 있다. 약제마다 조금씩 다른 부작용이 있기 때문에 본인에 맞는 약을 골라 복용하면 된다.

시알리스와 자이데나는 저용량을 매일 복용하는 방법을 시도하고 있는데 전립선비대증과 같은 하부 요로 폐쇄 증상을 개선시키는 효과가 있는 것으로 확인되었다. 최근에는 전립선비대증 치료제인 알파차단제와 시알리스가 복합된 제제(구구탐스)가 출시되어 배뇨장애와 발기부전을 함께 호소하는 고령의 환자들에게 만족스러운 증상개선효과를 보이고 있다. 이 같은 약제들은 대부분 알코올, 지방질 음식과 같이 복용 시 효과가 떨어 질 수 있으니 참고하길 바란다. 또한 심장 질환으로 질산염제제를 복용하는 환자에게는 심한 저혈압을 유발할 수 있기 때문에 이런 환자들은 의사와 상의 없이 무분별한 사용은 조심해야 한다.

약제들로도 발기부전이 해결되지 않으면 음경해면체에 직접 혈관 확장제를 주사하여 사용하기도 하나 출혈, 감염, 통증과 지속발기증 등의 부작용이 있어 비뇨기과 선생님과의 자세한 상담과 교육 후에 사용해야 한다. 이런 두 가지의 치료로도 증상의 개선이 없다면 수술적인 치료가 필요할 수 있다.

실제 진료실에서 발기부전을 호소하는 환자들에게 금연, 금주와 함께 유산소 위주의 규칙적인 운동을 시켜 환자 자신들도 의아해할 정도로 놀라운 치료 효과를 경험하기도 했다. 발기부전은 남자라면 언젠가는 겪을 수 있는 흔한 증상이나 이것이 단순히 삶의 질을 떨어트리는 측면이 아니라 가까운 미래에 심혈관 질환이 발생할 수 있음을 예고하는 경고 증상일 수 있으니 가까이에 있는 친밀하고 신뢰하는 의사와 상담하여 적극적으로 치료하는 것이 바람직해 보인다.

제 4장

?!

헷갈리기 쉬운 건강 신호,
제대로 알고 대처하라

잦은 손발 저림,
혈액순환 문제가 아닐 수 있다

공부하던 중 피곤함을 이기지 못하고 책상에 팔베개하고 엎드려 낮잠을 청했다가 손이 저려 깬 경험이 있을 것이다. 또 눈 내리는 추운 겨울날 눈싸움하느라 하얗게 언 손을 따뜻한 물에 녹일 때 순간적으로 손이 저린 느낌을 받은 적도 있을 것이다.

손발이 저린 증상은 거의 모든 사람이 흔하게 겪는 감각 증상 중 하나로 환자들은 '저리다'라는 느낌을 여러 표현을 이용해 설명한다. 얼얼하다, 찌릿하다, 후끈거린다, 무감각하다, 묵직하다 등 표현하는 말이 조금씩 다르다. 그만큼 저린 증상이 환자들에게 애매하게 느껴진다고도 볼 수 있다.

외래에서 진료를 보다 보면 손발이 저릴 때 의례 혈액순환이 문제라고 자가 진단 내리고, 시중에서 판매되는 혈액순환제를 한참 동안 복용하다가 증상이 개선되지 않는다며 뒤늦게 병원 문을 두드리는 환자들을 흔하게 만날 수 있다.

손발저림의 원인 중 가장 흔한 건 말초신경 질환이다. 말초신경은 척수에서 나뭇가지처럼 뻗어나온 신경으로, 이 신경이 어떤 원인에 의해 손상받았을 때 발생하는 질환을 말초신경 질환이라고 정의한다. 그리고 말초신경의 손상 원인으로 가장 흔한 건 당뇨이다. 당뇨병으로 인한 말초신경병증은 일단 발생하면 완치가 어려워 당뇨 환자는 철저한 당뇨 조절과 함께 손발의 국소적인 위생 관리도 매우 철저히 해야 한다. 말초신경 질환을 일으키는 또 다른 원인으로는 알코올, 만성신부전, 비타민 결핍 등이 있다.

국소적인 말초신경병증으로 가장 흔한 질환은 40~60대의 중년 여성에게서 많이 발생하는 손목터널증후군(Carpal tunnel syndrome)이다. 손과 손목을 많이 사용하면 손목 부위의 인대가 두꺼워져 뼈와 인대 사이를 지나는 정중신경(Median nerve)이 압력을 받아 발생하며, 손목의 골절이나 탈구 등의 손상 후 후유증으로도 발생할 수 있다.

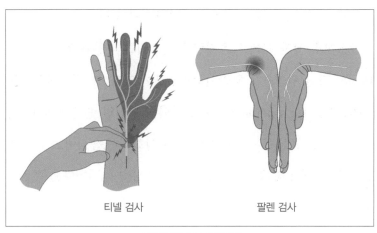

<table>
<tr><td>티넬 검사</td><td>팔렌 검사</td></tr>
</table>

손목터널증후군 자가진단

이 질환은 간단한 방법으로 감별할 수 있는데 첫 번째 방법은 손목 부위를 가볍게 두드려 보는 것이고, 두 번째 방법은 양쪽 손목을 90°로 굽혀 손등을 서로 맞댄 채로 1분 정도 있어 보는 것이다. 동작을 취했을 때 손이 저린 증상이 나타나는지 살펴보면 된다. 이 외에 신경전도 검사를 통해서도 확인이 가능하다.

이 질환은 손목 사용이 원인이 되는 것이기 때문에 질환 초기에는 손목 사용을 제한하기 위해 부목을 고정하거나 약물 치료를 시행할 수 있다. 또 초음파 유도하에 스테로이드를 수근관 내로 국소 주입해서 연부조직의 위축을 유발시켜 증상의 호전을 기대할 수 있다. 대부분의 경우 일정한 시간이 지나면 재발하고, 그럴 경우

수근관을 열어주는 수술적 치료를 시행할 수 있다.

말초신경 질환 외에도 손저림을 일으키는 다양한 원인이 있는데 국소적인 원인으로 척골신경증후군이 있다. 또 하지불안증후군(Restless leg syndrome)도 손발저림의 원인일 수 있는데 이 경우는 밤이나 휴식 등 움직이지 않을 때 악화되며 움직이고 싶은 충동이 들고 실제로 움직이는 것만으로 증상이 호전된다는 특징이 있다.

목, 허리 디스크나 척추관 협착증에서도 저림의 증상이 발생할 수 있다. 이때는 양측으로 증상이 생길 수 있지만 보통 신경이 많이 눌리는 쪽에서 먼저 발생하며 통증과 함께 근육의 위축 등이 동반되기도 한다. 심한 경우 배뇨, 배변, 성기능 장애가 동반되어 나타날 수 있다.

뇌졸중 등 뇌혈관 질환은 병변의 발생 부위에 따라 언어장애, 편측마비가 동반되며 저린 증상도 한쪽으로 나타나 다른 말초신경 질환과는 차이가 있다.

수족냉증으로 불리기도 하는 레이노병(Raynaud's disease)도 손발저림의 원인일 수 있다. 추위에 노출되거나 심한 스트레스를 받을 때 혈관이 과도하게 수축되어 발생하는 질환으로 처음에는 손이 하얗게 변하다가 나중에는 홍반, 저림, 통증 등이 나타나는 질환이다. 추위에 노출을 최소화하고 칼슘차단제와 같은 혈관 확장제를 사용하면 증상이 개선될 수 있다.

정신적인 원인으로는 공황장애, 불안, 초조, 우울증 등이 있다. 과호흡증후군(Hyperventilation syndrome)에서 발생하는 저림은 과호흡으로 혈중 이산화탄소 농도가 떨어지면서 혈관이 수축되어 발생하는 것으로 알려져 있으며 일차적인 원인 질환이 없으면 정서적인 안정과 치료가 필요한 질환이다.

마지막으로 코로나바이러스감염증(Covid-19) 백신주사 후에 발생한 길랭-바레 증후군(Guillain-Barre syndrome)이 있다. 이 질환은 백신 접종 후에 생긴 항체의 면역반응에 의해 신경이 손상되는 것으로 추측하고 있으며, 발생빈도는 10만 명당 한 명 정도로 발생한다. 발생빈도가 드물긴 하지만 손발저림과 근력 약화로 시작되는 증상이 1~2주 사이에 호흡을 담당하는 근육신경 손상으로 이어져 사망에 이르게 하는 무서운 질환이다. 초기에 신경전도 검사와 같은 적극적인 검사를 통해 빠른 진단과 적절한 치료를 하면 생존율을 훨씬 높일 수 있으므로 독감이나 백신 접종 후 손발저림이 생기면 바로 신경과를 찾아 진료하기를 부탁한다.

손발저림은 이와 같이 다양한 원인에 의해 나타나는 증상이며 일시적이고 생리적인 현상인 경우가 대다수이지만 간혹 치료 시기를 놓치면 회복하기 어렵고 생명을 잃게 되는 질환의 초기 증상일 수도 있다. 그러나 진료 현장에서 이런 증상을 주소로 내원한 환자들을 보면 대부분 기력이 없거나 혈액순환장애로 생각하고 한약, 영양제, 혈액순환제를 막연히 복용하다 늦게 병원을 방문하는 경우가 많다. 자가 진단과 잘못된 민간요법으로 치료시기를 놓치는 일이 비일비재하여 안타까움을 느끼고 있는 것 또한 사실이다.

가볍게 생각한 몸 떨림, 손 놓고 있다간 큰 병이 될 수 있다

　최근에 한 10대 여학생이 한 달 전부터 시작된 손과 발의 미세한 떨림을 주소로 병원에 내원했다.

　"손발이 가만히 있을 때 떨려요? 아니면 어떤 동작을 할 때 더 떨리나요? 예를 들면 펜으로 글을 쓰거나 숟가락으로 밥이나 국을 먹을 때 더 떨리거나 하지는 않나요?"

　머뭇거리며 말을 못 하는 학생을 대신해 어머니가 나서며 말을 했다

　"옆에서 제가 보기에는 괜찮아 보이는데 아이가 손발이 자꾸 떨

린다고 해서 데리고 왔어요."

"학생, 손을 앞으로 쭉 뻗어볼까요?"

가만히 있을 때는 육안으로 떨림이 보이지 않았으나 팔을 앞으로 뻗어서 보니 미세한 떨림이 관찰되었다.

"어머니, 가족 중에 손이나 머리가 떨리는 분은 없나요?"

"예, 저는 괜찮은데 아이 아빠가 밥 먹을 때나 술자리에서 다른 사람한테 술을 따를 때 간혹 손이 떨린다고 하긴 하더라고요. 그렇게 심각하게 생각하지는 않아요. 좀 긴장할 때만 더 그런다고 하고요."

"네, 그리셨군요. 아이가 고등학생이죠. 불안하거나 스트레스를 받으면 일시적으로 수전증이 생길 수 있어요. 하지만 이 증상이 유전적인 경향이 있는 본태성 떨림일 가능성을 배제할 수가 없어요. 종합병원에서 신경과 전문의 선생님에게 정확한 검진을 받아 보는 게 좋을 것 같네요."

떨림을 호소하는 환자는 대부분 심각한 질환이지 않을까 걱정하며 병원을 방문하게 되는데 의사는 환자가 진료실로 들어오는 순간의 걸음걸이, 얼굴 표정, 손발의 떨림 정도, 자세와 말소리 등을 보고 자세한 문진과 간단한 이학적 검사만으로 어느 정도 떨림의 원인을 알 수 있다.

일상 생활에서 손발이 떨린다고 모두 병원으로 직행해야 하는 것은 아니며 일부 약물, 예를 들어 소화제(레보설피리드, 메토클로프라미드), 기관지를 확장하는 천식약(베타효현제; 살부타몰, 밤부테롤, 포르모테롤 등), 향정신성 의약품, 항전간제, 스테로이드제와 일부 두통약 등이 떨림을 유발할 수 있다. 카페인, 알코올을 지나치게 섭취한 후나 알코올 중단 후 금단증상으로도 떨림이 발생할 수 있다. 그 외에 갑상선기능항진증과 구리가 간과 뇌에 침착되는 윌슨병(Wilson's disease)도 떨림을 유발할 수 있는 질환이다. 이런 이유로 발생하는 떨림은 약물을 중단하거나 원인이 되는 질환을 치료하면 증상이 자연스럽게 좋아질 수 있다. 또한 격심한 운동이나 육체노동을 했을 때, 스트레스를 받거나 불안할 때, 흥분했을 때도 떨림을 경험할 수 있는데 이런 떨림은 생리적인 떨림이므로 걱정할 필요는 없다.

떨림은 이처럼 여러 가지 원인에 의해서 발생하는 이상운동증이라 할 수 있다. 다른 말로는 진전증(Tremor)이라 하며 손이 떨리면 수전증(Hand tremor), 머리가 떨리면 두전증(Head tremor)이라고 부른다.

이는 65세 이상의 인구 중 5~10%에게서 발생한다고 보고되고 있으며 10대부터 40대의 비교적 젊은 나이에도 발병할 수 있다. 안정 시에는 증상이 없다가 글을 쓰거나 밥을 먹는 등 어떠한 자세를 취했을 때 떨림이 발생하고, 발생 초기에는 떨림이 작은 진폭으로 미세한 형태를 보이다가 나이가 들면서 진폭이 커지는 양상으로 변한다. 심한 경우에는 목소리의 떨림이 동반되기도 한다.

이 질환을 겪는 환자의 절반 정도에서 상염색체 우성의 유전자를 보이며, 많은 환자에게서 약간의 알코올 섭취 후에 떨림이 개선되는 경향이 있어 확실하지는 않지만 불안, 긴장 등이 질환을 악화시키는 요인이라 생각된다. 베타 차단제(propranolol, 인데놀정), 안정제 등으로 증상을 완화시킬 수 있으며 심한 경우 뇌심부 자극술이라는 수술적 치료를 하기도 한다.

떨림의 원인 중에 노인에게서 많이 발생하고 가장 심각한 질환은 파킨슨병(Parkinson's disease)이라 할 수 있다. "나비처럼 날아서 벌처럼 쏴라"라는 명언을 모르는 사람은 없을 것이다. 1960년 로마 올림픽에서 권투 헤비급 금메달을 목에 건 미국 금메달리스트이자 한 시대를 풍미했던 전설적인 권투 선수 무하마드 알리(Muhammad Ali)가 남긴 말이다.

날렵하고 빠르게 링 위를 누비던 그는 파킨슨병을 겪으며 상상도 못한 모습으로 변해갔다. 구부정하게 굳은 자세, 쉼 없이 떨리

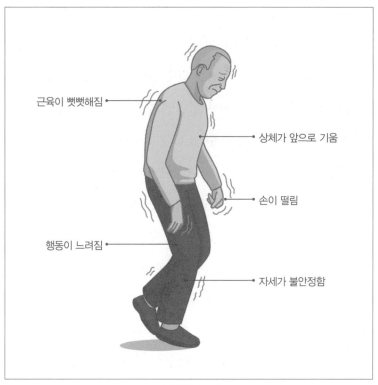

근육이 뻣뻣해짐

상체가 앞으로 기움

손이 떨림

행동이 느려짐

자세가 불안정함

파킨슨병의 증상

는 손과 머리, 좁은 보폭과 느린 걸음걸이까지 파킨슨병을 가진 환자의 전형적인 모습을 보여줬다. 무하마드 알리는 1996년 애틀랜타 올림픽의 최종 성화 봉송 주자로 나서기도 했는데, 변한 그의 모습은 그를 기억하고 사랑하는 많은 이들에게 가슴 뭉클한 감동을 주기도 했지만 동시에 큰 충격과 안타까움을 준 것도 사실이다.

파킨슨병은 안정 시 떨림(본태성 떨림과 반대), 서동증(동작이 굼뜸), 강직증(근육이 굳어짐), 자세 불균형 등의 증상으로 대변되는 퇴행성 뇌병변으로 서서히 진행되며, 중뇌(Midbrain)에 있는 흑색질의 도파민 분비세포 파괴가 원인인 것으로 알려져 있으나 정확한 발병기전은 아직까지 알 수 없고 완치가 힘든 질환이다.

파킨슨병 환자는 운동 이상 증상 외에 배뇨기능, 성기능 장애를 호소하는 경우도 있으며 팔다리, 기타 근육의 이유 없는 통증과 감각 이상을 호소하기도 한다. 또한 불면증과 심한 잠꼬대와 같은 수면장애를 주소로 병원을 방문하기도 한다.

이 질환의 초기 증상은 피곤, 무력감, 보행 시 다리 풀림, 팔 흔들림 등 진단이 애매한 비특이적인 형태를 보이기도 해 정확한 조기진단을 위해서는 세심한 관찰이 매우 중요하다. 진단은 위에 언급한 증상들과 양성자 방출 단층촬영(PET)을 통해 확인하며 다른 2차성 원인의 파킨슨 증상을 감별하기 위해 MRI 촬영을 같이 하기도 한다.

파킨슨병의 치료는 부족한 도파민을 보충하기 위해 도파민의 전구물질인 레보도파(퍼킨정 등)라는 약을 주로 사용한다. 그 외에 도파민의 수용체를 직접 활성화하는 도파민 효능제(미라펙스, 리큅 등)를 사용하기도 하며 도파민 분해를 억제하는 약물(아질렉트)도 사용할 수 있다.

약마다 장점과 단점, 부작용이 있으니 초기 약의 선택과 사용은 반드시 신경과 전문의의 정확한 진단을 받은 후에 진행한다. 환자의 나이, 직업, 건강 상태를 잘 평가하여 저용량으로 시작하며 장기간의 치료계획을 세워야 한다.

증상이 심각하고 약물치료가 힘든 경우 뇌심부 자극술을 시행하기도 한다. 최근 줄기세포를 이용한 파킨슨병 치료 실험에서 희망의 메시지가 전해지고 있어 새로운 전기가 마련되길 기대해 본다.

기타 떨림으로는 심인성(정신적) 떨림이 있으며 이는 갑자기 발생한다. 보통 스트레스를 준 사건과 연관되어 나타나며 정신을 다른 곳으로 분산시키면 떨림이 사라지기도 한다. 심인성 떨림은 정신과 치료가 병행되어야 하는 경우가 많다.

떨림을 호소하는 환자 중 즉시 병원에 가야 하는 경우는 다음과 같으니 기억해주기를 바란다.

• 편측성으로 갑자기 발생하는 떨림
• 빠른 경과로 악화되는 떨림
• 떨림의 가족력이 없으면서 50세 이전에 발병한 경우

• 마비, 발음장애 등 신경학적 장애를 동반하는 떨림

현재까지 떨림을 완벽히 치료할 수 있는 방법은 없으나 떨림의
유형을 정확히 분류하여 조기에 적절한 치료를 하면 정상적인 생
활을 하며 지낼 수 있는 증상이므로 무시하며 방치하지 말고 초기
에 신경과를 찾아 정확한 진단을 받고 치료하기를 권유하는 바이
다.

허리디스크로 착각하기 쉬운 이상근증후군

진료실로 50대 중반의 훤칠한 키에 건장한 체격을 가진 남성 환자가 들어왔다.

"선생님, 5개월 전부터 오른쪽 엉덩이랑 허벅지 뒤쪽이 당기는 느낌이 들어요. 심하지는 않지만 약한 통증도 자주 느껴지고, 가끔은 다리가 저리기도 합니다."

증상을 듣고 아픈 쪽 다리를 무릎이 굽히지 않게 위로 들어 올리는 하지 직거상 검사(Straight leg raise test, SLR test)를 진행했다. 그리고 이어서 다리의 내측 외측 감각 이상을 확인하고 발가락의 굴곡(Flexion)과 신전(Extension)의 이상 유무를 검사하였다.

이러한 검사는 허리의 추간판탈출증(Herniated lumbar disc, HLD) 유무를 알아내는 가장 기본적인 이학적 검사이다. 요추에 대한 단순 엑스선 검사도 함께 시행하였다. 시행한 검사에서는 모두 이상이 없었지만 아픈 엉덩이 부위를 누를 때 압통이 심하다고 호소하셨다.

"환자분, 요추디스크의 가능성이 있다고 판단해서 여러 가지 검사를 해보았는데 디스크의 가능성을 완전히 배제할 수는 없지만 엉덩이 주변 근육에 문제가 생겨서 발생한 증상일 수도 있을 것 같습니다."

"디스크일 수도 있는 거군요. 사실 다른 병원에 가서도 진료를 받아봤는데 허리디스크라면서 물리치료를 해보고 경과를 지켜보자고 하시더라고요. 그래서 2주 정도 허리 견인 치료를 포함한 여러 물리치료를 매일 해봤는데 큰 차도가 없었습니다."

근육에 문제가 있어 생긴 증상이라면 영상 검사로 다른 척추 질환인 디스크나 척추 협착증(Spinal stenosis)같은 신경병변을 우선 배제해야 진단이 가능해 MRI 검사를 먼저 받아보자고 권유했다. 며칠 후, 병원을 다시 방문한 환자는 MRI 검사 결과 요추에는 별이상이 없다는 정상 판독 소견을 받았고, 영상의학과 선생님도 엉덩이의 이상근에 문제가 생긴 것 같다고 말씀하셨다고 전했다.

"네, 저도 같은 생각입니다. 허리디스크나 이상근증후군은 허리에서 나와 다리로 내려가는 좌골신경(Sciatic nerve)에 자극과 염증을 일으켜 증상이 발생하기 때문에 환자가 호소하는 증상만으로 두 질환을 감별하기는 쉽지 않아요. 이제 원인을 알았으니 같이 한 번 치료해 보시지요. 좋아질 거라고 생각합니다."

이 환자는 이상근 부위에 2회에 걸쳐 염증을 줄여주는 주사를 맞고, 물리치료를 2주 정도 시행하면서 이상근을 스트레칭하는 방법을 교육해 꾸준히 실천한 결과 한 달 후에 엉덩이 통증과 다리 저린 증상이 거의 사라졌다.

나중에 병력 청취를 하면서 알게 된 사실이지만 평소 운동을 좋아한 환자는 6개월 전에 수영장에서 넘어지며 엉덩방아를 찧었고, 그때 증상이 생긴 것 같다고 이야기하였다. 넘어지면서 발생한 이상근 손상이 염증과 부종으로 이어지며 근육 아래를 통과하는 좌골신경을 자극해서 증상이 생겼을 거라고 거꾸로 유추해 볼 수 있었다.

이상근(Piriformis muscle)은 '배'를 의미하는 라틴어 'pirum'과 모양을 의미하는 'forma'의 합성어로 서양배 모양을 하고 있어 이름 지어졌다. 이상근은 손바닥보다 약간 작은 크기로 척추의 천골과 대퇴골을 연결해 주는 근육이다. 대둔근, 중둔근과 소둔근 아래 깊숙이 위치해 있어 척추에서 내려오는 궁둥신경(좌골신경)을 위에서 이불처럼 덮고 있다. 평소에는 고관절(엉덩이 관절)을 외회전시키는 역할을 하는데 고관절을 굴곡하고 있는 상태에서는 다리를 내회전시키는 기능의 역전을 일으키는 근육이다.

이상근증후군의 원인은 아직까지도 명확하게 밝혀지지 않았지만 앞서 말한 환자처럼 외상이나 과도한 사용, 잘못된 자세 등으로 근육이 붓거나 긴장되어 염증이 생기고, 그 염증이 좌골신경을 압박하고 자극해서 발생한다고 알려져 있다. 좌골신경과 이상근의 해부학적인 이상으로도 생길 수 있다고 알려져 있다.

진단은 정확하고 세심한 촉진과 문진이 매우 중요하며 MRI 검사 등의 영상 검사와 근전도 검사를 시행해 요추의 신경 질환을 감별하는 것이 반드시 필요하다. 이 질환은 초기에 의심하는 것만으로도 불필요한 시술과 수술, 검사를 피할 수 있어 환자에게 육체적인 고통뿐 아니라 경제적인 부담도 줄여 줄 수 있음을 알려주고 싶다. 그만큼 의사의 세밀한 관심이 중요한 질환이다.

이상근증후군의 치료는 크게 주사치료와 이학요법으로 나뉘며 염증이 있는 이상근에 직접 스테로이드를 포함한 주사를 투여해

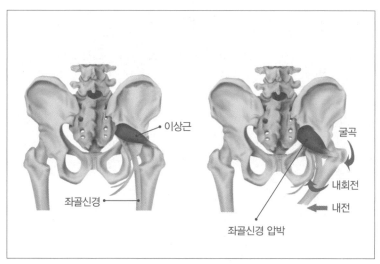

고관절 굴곡 시 이상근 변화

서 염증을 줄여주고, 스트레칭과 함께 물리치료, 적당한 마사지 등
은 증상을 완화하는 효과가 있다.

  평소에 운동을 격하게 하는 사람, 장시간 앉아서 일하는 사람,
양반다리나 다리 꼬기 등 이상근에 긴장과 손상을 주는 자세를 자
주 취하는 사람 중에 엉덩이 뒤쪽 허벅지의 통증과 저림의 증상이
있는 환자는 허리 신경 병변인 디스크, 척추 협착증과 함께 이상근
증후군을 꼭 한 번 의심해 봐야 한다.

직장인의 무릎 건강을 노리는
슬개대퇴통증증후군

　20대 중반의 여성이 진료실 문을 살포시 열며 들어왔다. 자신을 항공사 승무원이라고 소개한 환자는 무릎 통증을 호소해다.

　"선생님, 2년 전부터 오른쪽 무릎이 아파오기 시작했는데요. 평소에 신경이 조금 쓰일 정도였던 통증이 두 달 전에 미주 노선을 다녀온 후부터 심해졌어요. 나아질 기미도 보이지 않고, 이제는 많이 아파오는데 심각한 걸까요?"

　"그러시군요. 무릎을 다친 적은 없나요?"

　"네, 다친 기억은 없습니다. 비행하면서 쪼그리고 앉아 있을 때 통증이 있고, 평지를 걸을 때는 통증 없이 걸을만 합니다. 그리고 계단을 오르내릴 때 통증이 있는데 내려갈 때 특히 증상이 심해지는 걸 느껴요."

환자의 설명을 듣고 몇 가지 진찰을 진행하였다. 무릎의 십자인대, 내측, 외측 인대와 무릎연골의 손상 유무에 대한 이학적인 검사를 해보았으나 모두 문제가 없었다. 무릎뼈(슬개골)를 지긋이 누르니 통증이 느껴진다며 아파하였고, 무릎을 손으로 최대한 굴곡시킬 때 통증이 심해진다고 호소했다. 이어서 엑스레이 검사도 진행하였으나 특별한 이상은 보이지 않았다.

"검사에서는 특이 소견이 보이지 않는데요. 무릎 통증을 유발하는 원인 중 젊은이들에게 비교적 많이 발생하는 '슬개대퇴통증증후군'이 의심되네요.

"선생님! 그럼 좋아질 수는 있는 거지요?"

"물론이죠! 이 병을 무릎에 발생한 감기라고 표현하는 분들도 있어요. 초기에는 대부분 진통 소염제와 물리치료를 하고 있어요. 여기에 제가 알려드리는 운동을 꾸준히 하면 많이 좋아질 거라고 생각합니다. 한번 같이 치료해 봅시다."

'증후군'이라는 진단명에서 알 수 있듯이 이 병은 아직 정확한 원인은 모르지만 운동선수처럼 무릎을 과하게 사용하는 직업을 가진 사람에게 많이 발생하는 질환이다. 최근에는 반대로 운동이 너무 부족해서 허벅지와 엉덩이 근육이 약해져서도 발생할 수 있다고 알려지고 있다. 보통 초기에 무릎 안쪽에 심하지 않은 애매한 통증이 있기 때문에 '전방통증증후군(Anterior knee pain syndrome)'이라고도 부른다.

우리의 손과 발, 무릎 등의 인대 또는 힘줄(건) 속에 종자골이라고 하는 뼈들이 있고, 그중 가장 큰 뼈가 무릎관절 앞에 있는 슬개골(Patella)이다. 이 뼈는 정면에서 보았을 때 역삼각형 모양을 하고 있고, 동양인 기준 평균 두께는 2.3cm 정도이다. 위로는 대퇴사두근(Quadriceps muscle)의 힘줄과 이어져 있고 아래로는 슬개건(Patella tendon)과 연결되어 있어 무릎 관절을 보호하면서 무릎을 펴는 자세를 쉽게 할 수 있도록 도와준다.

슬개골의 후면은 연골로 덮여 있으며 대퇴골과 맞닿아 있어 무릎의 움직임에 따라 부드럽게 슬라이딩하면서 관절의 굴신운동(굽히고 펴는 운동) 때 함께 움직인다. 서있거나 평지를 걷는 동작을 할 때는 슬개골에 압박을 거의 받지 않으나 계단을 오르내리거나 스쿼트(Squat) 등 체중을 얹어 무릎을 굽히는 동작을 할 때는 평소보다 4~10배 정도의 압력이 가해지고 이때 무릎의 통증이 발

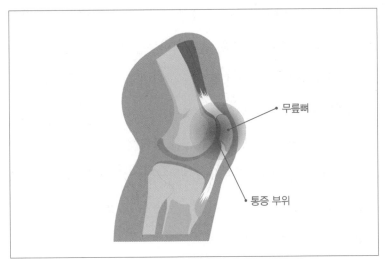

무릎뼈

통증 부위

고관절 굴곡 시 이상근 변화

생하는 것으로 알려져 있다. 물론 모든 환자가 이러한 동작을 할 때 통증을 느끼는 것은 아니며 특수한 상황에서 증상이 발현되는 것이다.

무릎 통증이 발생하는 가장 흔한 원인은 대퇴골에 있는 과간구 (Femoral groove)와 연관이 있다. 슬개골이 과간구라는 오목하게 파인 곳에서 정중앙으로 마찰 없이 부드럽게 움직여야 하는데 장경인대(Iliotibial Band, 대퇴부의 바깥쪽의 긴 힘줄)가 짧아지거나 대퇴사두근의 내외측 불균형이 생겼을 때, 무릎이 O자, X자 모양 등일 때 슬개골이 한 쪽으로 치우치면서 마찰이 발생하고 이로 인해 슬개골후면 연골이 손상되어 슬개대퇴통증을 일으키는 것으로 지금까지는 밝혀져 있다. 슬개대퇴통증증후군은 젊은 여성의 5~10%가 앓고 있을 정도로 흔한 질환이며 젊은 사람이 무릎 통증을 느끼는 가장 흔한 원인이기도 하다.

진단은 환자의 증상에 대한 꼼꼼한 병력 청취와 촉진 등의 이학적인 검사가 무엇보다 중요하다. 단순 엑스선 검사, MRI 검사와 같은 영상 검사가 크게 도움이 되지 않는다는 것이 다른 근골격계 질환을 진단할 때와의 차이점이다.

치료는 시기나 심각도에 따라 차이가 있는데 초기에는 약물치료와 물리치료만으로도 증상의 호전을 기대할 수 있으며, 환자의 상태에 따라 프롤로치료(Prolo therapy), 충격파치료(ESWT) 등이 시도되고 있으나 명확한 치료효과는 아직 불분명하다.

지금까지 알려진 치료 중 근거 있고 가장 좋은 치료는 대퇴사두근(특히 내측광근), 햄스트링(대퇴 후면근육), 대(중)둔근(엉덩이의 주근육) 등 무릎 주변과 엉덩이 근육을 단련시키는 운동들이다. 운동만으로도 완치되는 환자가 의외로 많은 것으로 알려져 있다.

다만 이 치료는 제대로 된 방법으로 장기간 꾸준히 실천해야 하며 운동을 하다가 통증이 발생하면 휴식 후에 재시도 하는 것이 바람직하다. 슬개골에 압력이 심하게 가해지면 질환이 악화됨으로 체중이 많이 나갈 경우 당연히 체중을 줄이는 것이 중요하며 등산, 계단 오르내리기, 무릎 꿇고 앉기, 쪼그려 앉기 등은 피하는 것이 바람직하다. 앞서 설명한 여성 환자도 3개월 정도 꾸준히 운동치료를 하여 지금은 무릎 통증 없이 직장 생활을 잘하고 있는 것으로 알고 있다.

슬개대퇴통증증후군은 초기에 인지하는 것이 매우 중요하다. 젊으니까 곧 나아지겠지 하는 생각으로 지내다가 연골까지 심하게 손상받게 되면 무릎에 물이 차게 되고 결국엔 수술까지 받아야 하는 상황이 생길 수 있다. 초기에 병원을 방문하여 조기진단 후 올바른 치료 방법을 선택하여 꾸준하게 실천하는 것이 매우 중요한 질환임을 강조한다.

덜컥 찾아온 안면신경마비,
골든타임이 관건이다

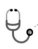

　50대 초반의 건장한 체격의 남성이 심각한 표정을 지으며 진료실로 들어왔다.

　"선생님 어제 친구들과 늦게까지 술을 마시고 들어와 거실에서 자고 아침에 일어났는데 왼쪽 얼굴 감각이 이상하고 혀에서 맛을 잘 못 느끼는 것 같습니다."

　"어디 볼까요, 이마의 주름을 만들어 보실래요? 다음으로 눈을 꼭 감아보시고 입술을 동그랗게 오므려 보세요."

　우측 이마의 주름은 깊게 만들어지는 반면 좌측은 약간만 보일 정도로 잘 만들어지지 않았으며 입술을 오므릴 때 입이 우측으로 밀리는 모습을 보였다.

"혹시 왼쪽 귀 주변에 통증이 있거나 수포성(물집) 피부발진은 없었나요?"

"예! 귀에 통증은 전혀 느끼지 못했고 피부도 깨끗합니다. 살면서 처음 경험하는 증상인데 뇌에 무슨 병이 생긴 거는 아니겠죠?"

"여러 가능성이 있는데 흔히 바이러스에 의해 안면신경이 감염되어 생기는 안면마비일 가능성이 많아 보이네요. 보통 몇 주 내에 회복될 가능성이 많지만 다른 원인이 혹시 있을 수 있으니 신경과로 가서 진료를 다시 받아 보시죠."

이 환자는 3주 정도 지난 후 완전히 정상으로 회복되어 지금은 별문제 없이 잘 지내고 있는 것으로 알고 있다.

안면신경(Facial nerve)은 7번째 뇌신경으로 얼굴과 목, 두피 근육의 운동을 담당한다. 또 귀 주변 피부의 감각과 혀의 앞쪽 2/3에서 미각을 담당하는 감각신경의 역할을 하고 침샘과 눈물샘의 분비를 담당하는 부교감신경의 역할을 함께 수행하는 복잡한 신경이다.

안면신경마비의 원인은 크게 중추성과 말초성으로 나눌 수 있으며 중추성은 뇌혈관 질환, 뇌종양, 다발성 경화증 등이 원인이 되어 발생하는데 흔치 않고 대부분 말초성 원인에 의해 발생한다. 말초성 원인 중에는 벨마비(Bell's palsy)가 가장 많은 빈도로 발생하며 단순포진 바이러스 1형에 의해 주로 생기고 가장 예후가 좋아 환자의 80% 정도가 수개월 내에 자연 회복된다.

그 외에 대상포진 바이러스로 알려진 바리셀라 조스터 바이러스(Varicella zoster virus)의 재활성화로 안면신경이 손상되어 나타나는 람세이 헌트증후군(Ramsay Hunt syndrome)이 있다. 이때는 귀 주변 통증이 심하며 청각 소실의 빈도가 높고 벨마비보다 완전 회복률이 떨어진다.

우리나라에서는 흔치 않지만 미국 등 서양에서는 진드기에 물려 피부 병변이 먼저 나타나고 말초신경염이 안면신경에 발생하여 생기는 라임병(Lyme disease)이 종종 발생 원인이 된다. 드물지만 안면부의 외상과 골절, 신경을 침범하는 침샘의 종양 등이 발생 원인일 수 있다.

일단 안면마비가 발생했다면 환자에게 종양, 뇌졸중 등 기질적인 원인이 없음을 확인하고 가급적 빨리 72시간 내에 고농도의 스테로이드를 항바이러스제와 함께 투여하는 것이 가장 중요하다. 환자 중 70% 이상이 자연회복된다고 알려진 벨마비의 경우도 이러한 초기치료가 시행되면 회복률이 추가로 15% 정도 높아지는 것으로 알려져 있다.

구완와사 또는 와사풍으로 더 많이 알려진 안면신경마비는 환자의 거의 대부분이 한방치료를 초기부터 적용하는 것으로 알고 있다. 한방치료를 폄하하거나 효과가 없다고 하는 것이 아니라 초기에 고농도의 스테로이드 치료가 매우 중요하다는 것을 강조하는 바이다. 환자에게 시행하는 재활치료, 주사치료, 수술치료 등의 어느 것보다 가장 우선되는 중요한 치료라는 사실은 어떤 의사도 부인하지 않는다.

보통의 안면마비는 완전회복률이 높으나 마비가 있는 기간 동안 눈을 감을 수 없어 각막이 건조해지고 손상을 받아 실명될 수 있기에 마비가 있는 동안 안연고, 안대의 사용이 매우 중요하다. 잘 때는 테이프로 눈을 감게 해주는 것 또한 필요할 수 있다. 갑자기 발생한 안면마비는 예방법도 완벽한 치료법도 없는 것이 현실이다. 그나마 별다른 치료를 하지 않아도 대부분 수개월 내에 자연 회복된다는 것이 위안이라면 위안이다.

일반인들이 중추성 안면마비와 벨마비로 대표되는 말초성 안면마비를 감별할 수 있는 중요한 팁이 있어 소개한다. 중추성 안면마비일 경우 해부학적인 차이로 마비된 쪽의 이마에 주름 만들기, 눈

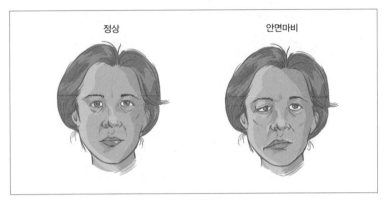

정상 　　　　　안면마비

안면마비 증상

감기가 가능한 반면 말초성 안면마비일 때는 이마와 눈의 운동신
경도 함께 마비가 된다. 이 차이를 알아 두면 둘을 감별하는 데 도
움이 될 것이다.

　얼굴에 심한 통증이 있거나 팔다리에 힘이 없어지는 경우, 말이
어눌해지면서 발생하는 안면마비와 얼굴의 마비 증상이 서서히
진행되면서 6개월이 지나도 낫지 않는 경우에는 반드시 다른 원인
을 고려해야 한다.

　처음 경험하는 안면마비에 당황하지 않을 사람은 어느 누구도
없을 것이다. 하지만 대부분의 환자는 시간이 걸리더라도 완전히
회복되며 초기 치료를 잘 받으면 회복률을 더 높일 수 있고, 일부
후유장애가 남더라도 재활치료와 주사, 수술치료 등 정상 생활을

영위할 수 있게 하는 여러 방법들이 있으니 안면마비가 생겼다고 너무 두려워하지 말고 초기에 병원을 방문하기를 바란다.

얼굴에 통증이 있다면 가장 먼저
의심해야 할 삼차신경통

60대 초반의 여성이 왼쪽 턱과 잇몸이 아프다고 내원하였다. 일단 입안과 턱관절을 진찰하였는데 좌측 아랫잇몸이 약간 부어 있는 것 말고는 특별한 이상이 없어 보였다. 평소에는 통증이 없다가 하루에 몇 차례 음식을 먹을 때 찌르는 듯한 경미한 통증이 온다고 하였다.

"환자분 좌측 어금니 주변 잇몸이 부은 거 봐서는 치주염으로 인한 치과 문제일 가능성이 있어 보여요. 우선 치과로 가서 진료를 보시는 게 좋을 것 같습니다."

"치과에도 가봤어요. 염증은 있는데 발치를 할 정도는 아니니 일단 약물 치료하고 경과를 보자고 하시더라고요. 그런데 시간이 지나도 별 차도가 없어 원장님을 찾아왔습니다."

그래도 치주염 말고는 이상 소견이 없어 다시 치과로 전원하였고 결국 환자는 발치 후에 임플란트 시술까지 받게 되었다. 그러나 치과 치료 후에도 증상은 전혀 개선되지 않았고 치료받으니 오히려 더 아프다며 하소연했다.

"처음에는 음식 먹을 때만 통증이 있었는데 지금은 양치할 때나 입을 벌려 말할 때도 통증이 있어서 정말 힘드네요."

"환자분, 그러면 삼차신경통일 가능성이 매우 높습니다. 제가 약을 처방해 드릴게요. 일단 복용하면서 증상이 경감되는지 보고 판단합시다.

며칠 후에 방문한 환자는 많이 밝아진 표정으로 진료실 문을 열고 들어오며 말했다.

"원장님 증상이 거의 없어졌어요! 진작에 약을 지어주시지 괜한 이만 뽑고 임플란트 수술까지 받았잖아요."

"약물치료로 증상이 좋아져서 매우 다행입니다. 제가 처음에 판단하기로는 치과 문제일 가능성이 많아서 그렇게 말씀드렸던 거고, 이 질환이 흔한 질환이 아니어서 처음부터 의심하기는 어려웠어요. 약물 치료가 효과가 없으면 수술적인 치료까지 고려해야 하는 질환이니 약 복용 잘하시고 경과를 보시지요."

삼차신경은 뇌에서 나오는 12개의 신경 중에 다섯 번째로 나오는 신경으로 뇌줄기(Brain stem)의 뇌교(Pons)에서 좌우 양쪽으로 나와 세 갈래로 나누어져 삼차신경이라는 명칭이 생겼다. 위에서부터 안가지(1분지), 상악가지(2분지), 하악가지(3분지)라고 부르며 안면부의 감각을 담당하고 있으며 음식을 먹을 때 운동신경으로 작용한다.

삼차신경통의 통증은 신경이 지나는 주행에 따라 발생하며 대부분 2, 3분지에서 발생하지만 드물게 5% 이하에서 1분지에서만 발생하기도 한다. 그리고 얼굴의 한쪽으로 발생하며 양쪽에서 동시에 발생하지는 않는다는 특징이 있다.

우리나라의 경우 유병률이 10만 명당 4~5명 정도로 흔한 질환은 아니다. 서양의 경우 10만 명당 10명 이상 겪는 것으로 알려져 있으며 이 차이는 두개골의 모양과 연관이 있을 거라고 추측하고 있다. 또한 정확한 원인은 알려져 있지 않지만 남성보다 여성에게서 1.5배 많이 발생한다.

통증은 음식을 씹을 때나 양치질할 때 혹은 대화 중에 발생한다.

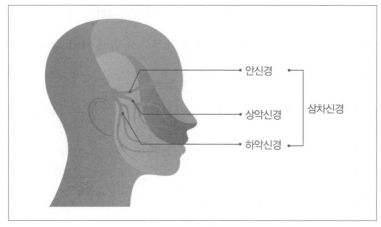

삼차신경

수초에서 1~2분 안에 사라지지만 바늘로 찌르거나 칼로 베는 듯한 격심한 통증이 안면에 발생함으로 삼차신경통을 앓는 환자 중 사회생활에 어려움을 느끼는 경우도 있고, 심한 우울증이 동반되기도 한다.

삼차신경통의 발생원인을 보면 원인 중 80% 정도는 신경 주변을 주행하는 혈관(동맥, 정맥)의 압력에 의해 신경이 눌리고, 이것이 반복되어 신경에 손상이 가고 그 부위에 이상 전기 자극이 발생해 일어나는 것이다. 그 외에 다발성 경화증이나 뇌줄기에 발생하는 구조적인 병변에 의해 신경이 눌리고 손상 받으면 2차적인 삼차신경통이 발생할 수 있다.

진단은 전형적인 증상만으로도 가능하지만 2차적인 다른 원인이나 신경을 누르는 혈관의 유무를 확인하기 위해 MRI 검사를 하기도 한다. 얼굴이나 턱, 치아에 발생하는 편두통, 군발두통, 측두동맥염 등을 감별해야 하는데 면밀한 검사와 문진으로 대부분 쉽게 감별이 가능하다.

환자의 치료는 크게 약물치료와 수술치료로 나눌 수 있으며 환자의 70% 이상이 약물치료에서 효과를 본다. 가장 우선적으로 쓰이는 약물은 카르바마제핀(Carbamazepine; 테그레톨정)이며 보통하루 두 번 복용하고 저용량으로 시작해 경과를 보며 점차 용량을 늘린다. 그 외에 비슷한 작용을 보이는 옥스카제핀(Oxcarzepine;, 트리렙탈)과 라모트리진(Lamotrizine; 라믹탈정), 가바펜틴(Gabapentin; 뉴론틴) 등이 치료제로 이용되고 있다.

약물치료를 했을 때 효과가 없는 경우 신경을 누르고 있는 혈관을 신경으로부터 박리하고 그 사이에 의료용 솜인 테프론을 사이에 끼워 넣어 수술하는 미세혈관 감압술(Microvascular decompression)을 시행한다. 그 밖에 감마 나이프를 이용한 방사선 치료, 피부를 통해 병변 부위 신경에 화학적 주사를 하는 치료, 고주파를 이용한 열치료도 효과가 있는 것으로 알려져 있다. 이러한 수술적 치료는 영구적인 신경손상을 줄 수 있어 수술 부위의 감각이상이나 소실과 같은 합병증으로 이어질 수 있다.

삼차신경통 환자는 외래에서 흔히 만날 수 있는 편은 아니지만 얼굴에 격심한 통증이 발생하면 우선적으로 생각해야 하는 질환이다. 초기 환자 대부분이 약물치료에 효과가 있고, 혈관의 만성적인 자극과 압박에 의한 발생이 가장 흔함으로 정확한 원인 규명이 우선시되어야 한다. 젊은 나이에 발생하거나 양쪽에서 통증이 나타난다면 종양 등 다른 2차성 원인 질환의 가능성이 있으므로 반드시 상급 병원 신경과 혹은 신경외과를 방문하여 진단받아야 한다.

수면의 질을 떨어트리는 다리
불편함, 꾀병 아닌 하지불안증후군

평소 잘 알고 지내던 치과 원장님이 사석에서 자려고 누우면 무릎 주변이 아파 잠들기 힘들다고 상담을 하였다. 증상은 6개월 전부터 시작됐으며 자다가도 통증에 몇 번씩 깨니 다음날 환자 진료가 너무 힘들다고 호소했다.

"정형외과에서 엑스레이도 찍어보고 MRI 검사를 포함해서 여러 검사를 했는데 약간의 퇴행성 변화 말고는 큰 이상이 없다고 하더라고요."

"원장님! 그럼 따로 치료받으신 적도 있나요?"

"네, 그래서 연골 주사도 몇 번 맞아보고 여러 병원에서 물리치료도 받고 소염진통제도 꾸준히 먹고 했는데 솔직히 별 효과가 없는 것 같아요."

"음, 낮에 걷거나 활동할 때는 크게 불편한 적이 없다고 하셨죠?"

"낮에도 차를 오래 운전하고 일어날 때나 아니면 한참을 앉아서 진료 보고 일어나 걸을 때 다리가 불편하고 아파요."

"그러면 혹시 다리가 저리거나 감각 이상이 있지는 않으셨나요?"

"저린 증상은 잘 모르겠어요. 움직이지 않고 한참 지나면 통증이 오는 것 같기는 한데 그게 밤만 되면 더 심해져서 힘들어요."

"원장님, 확실하지는 않지만 하지불안증후군일 가능성이 있어 보이네요. 정확한 진단을 받아 보시는 게 좋을 것 같습니다. 대학병원 신경과로 의뢰서 써드릴 테니 한 번 다녀오시지요."

치과 원장님은 어느 병원에서도 하지불안증후군이라는 병명을 들어보지 못했는지 눈이 휘둥그레졌고, 이내 평일에 병원을 비우고 대학병원에 가는 게 부담스럽다며 약 처방은 어려운지 물었다.

"그러시면 일단 혈액 검사부터 진행해보죠. 하루면 검사 결과가 나오니까 결과 보고 약을 처방해 드릴게요."

"혈액 검사를 왜 하나요?"

"이 질환이 철분 부족하고 연관이 있을 수 있어서 한 번은 확인해 봐야 합니다. 원장님은 고지혈증 치료제도 복용 중이시니 함께 검사해 보도록 하시지요."

다음날 혈액 검사결과가 나왔는데 다행히 빈혈도 없었고 철분과 저장철도 모두 정상범위 안이었다. 철분이 부족하지는 않았지만 하지불안증후군이 우리 몸에 도파민이 부족해 발생하는 것으로 알려져 있어서 일단 도파민 효능제를 처방해 저녁에 한 번씩만 복용하도록 안내해 드렸다. 일주일 후에 다시 만난 원장님은 엄지를 치켜들며 말했다.

"우리 동네 최고 명의예요, 김 원장님이! 정말 많이 좋아졌어요. 밤에 아파서 잠도 못 자고 다음날 근무하는 것도 힘들었는데 잠을 푹 자니 아프지도 않고 정말 살 것 같네요. 고마워요. 김 원장님!"

이처럼 하지불안증후군 환자를 허리디스크, 하지정맥류, 관절염, 말초신경 질환 등으로 잘못 진단하여 수술까지 하고 오는 경우도 드물지 않게 발생한다. 진단만 정확히 되어도 약물치료만으로 증상이 극적으로 개선되는, 소위 의사를 명의로 만드는 몇 안 되는 질환 중 하나이다.

하지불안증후군은 다리에서 저리거나 불쾌한 이상감각이 느껴지는 질환으로 이로 인해 발을 움직이고자 하는 충동이 생기고 움직임에 따라 증상이 완화되며 이런 증상이 낮보다 저녁에 그리고 활동할 때보다 움직이지 않을 때 더 심해진다. 또한 이 모든 증상이 다른 내과적 원인이나 행동이상으로 인한 것이 아니라는 것을 확인해야 비로소 진단이 가능하다.

하지불안증후군의 진단은 앞서 언급한 환자의 임상증상이 가장 중요하며 혈액으로 철분 농도, 간, 신장, 내분비 기능 검사를 하고 말초 신경병변과 감별을 위해 신경-근전도 검사를 시행할 수 있다. 또한 수면다원 검사를 통해 다리가 수면 중에 주기적인 움직임을 보이는 주기성 하지 운동 증상이 있는지 보는 것이 진단에 도움이 될 수 있다.

하지불안증후군이 발생하는 원인은 뇌의 시상하부에 도파민이 부족해서 발생하는 것으로 알려져 있다. 타이로신이라는 아미노산으로부터 도파민을 합성할 때 철분이 필요한데 이 철분의 결핍이 도파민의 부족으로 이어져 발생한다는 것이다.

연구자에 따라 다르지만 일반적으로 인구의 5~10%가 이 질환을 가지고 있는 것으로 알려져 있는 비교적 흔한 질환이며 젊은 나이에 발생한 경우의 50% 정도는 유전성이 있는 것으로 되어 있다.

하지불안증후군은 철분 부족이 원인인 경우가 많아 고농도의 철분 주사를 시행하면 전체 환자의 60~70%에서 효과가 나타나는 것으로 보고되며 이중 절반 정도는 장기간 다른 치료를 하지 않아도 별증상 없이 지내는 것으로 알려져 있다.

질환 초기에 증상을 개선하기 위해 하는 가장 효과적인 치료는 부족한 도파민을 보충해주는 도파민효능제를 사용하는 것인데 치료가 장기간 이어지거나 용량이 많아지면 오히려 효과가 떨어지는 부작용이 발생할 수 있다.

그 외에 리리카(Pregabalin), 뉴론틴(Gabapentin) 등이 항경련제와 신경통 치료제로 개발되었으나 하지불안증후군의 증상을 완화시키는 약으로 사용하기도 한다. 이러한 치료 약제들은 정확한 효과와 용량, 부작용 등을 고려하여 신경과 전문의와 면밀히 상담한 후에 시도되어야 한다는 것을 반드시 기억하기 바란다.

약물치료 외에도 자기 전에 족욕이나 마사지, 적당한 운동 등이 증상 완화에 도움이 되며 평소 철분이 풍부한 음식을 충분히 섭취하고 규칙적인 수면 습관을 가지는 것도 증상 개선에 효과가 있다. 카페인 음료(커피, 홍차 등)와 알코올은 증상을 악화시킬 수 있어 피하는 것이 바람직하다.

하지불안증후군은 정확한 진단과 치료를 통해 증상의 호전이 가능한 질환이지만 다른 질환으로 오인하여 치료를 받거나 인지 부족으로 불편함을 감수하며 지내는 경우가 많아 문제이다. 다리에 어떠한 형태로든 불편한 느낌이 들고, 이로 인해 움직이고 싶은 충동이 느껴진다면 바로 신경과를 찾아 진찰을 받아 보기 바라며 엉뚱한 치료로 시간과 경제적 낭비를 하지 않기를 당부한다.

제 5장

?!

알고 먹으면 효과가
2배되는 약 이야기

손에 잡히는 만병통치약,
아스피린

외과 의사라면 누구나 한 번쯤 들어봤을 미국의 유명 의사 이야기를 꺼내보고자 한다. 심장혈관 외과 의사인 마이클 드베이키 (Michael Ellis DeBakey)이다. 이름을 듣고 누구인지 고개를 갸웃할 수도 있는데 마이클 드베이키는 혈관 수술에 인조 혈관을 처음으로 도입해 직접 수술에 사용했으며, 지금은 보편적으로 많이 시행하는 수술이지만 1960년대에는 어느 누구도 엄두 내지 못했던 관상동맥 우회술(Coronary artery bypass graft, CABG)을 세계 최초로 성공시킨 의사이다. 수술 도구 중에 '드베이키'라는 이름의 수술 도구가 있을 정도로 유명하며, 지금도 많은 외과 의사들이 이 수술 도구를 실제로 사용하고 있다.

개인적으로 의사로서 그를 존경하고 있지만 끊임없이 추구하는 창조적인 노력과 환자에 대한 열정을 보면 인간적으로도 존경하지 않을 수 없는 의사이다.

그의 명성이 세계적으로도 널리 알려져 1996년 러시아 초대 대통령인 보리스 옐친(Boris Yeltsin)의 관상 동맥 우회술에 참여한 일은 너무나도 유명한 일화이다. 당시 수술을 무사히 마친 그가 귀국길에 오르기 전 러시아 기자들은 대통령에게 어떤 약을 처방했는지 물었고, 그의 대답은 간단명료했다.

"아스피린을 처방했습니다."

지금까지도 전 세계에서 널리 사용되고 있는 아스피린은 1897년에 세계 최초로 만들어졌다. 당시 독일의 바이엘사(Bayer)에 근무하던 펠릭스 호프만 박사가 흰 버드나무 껍질에 존재하는 살리실산을 원료로 하여 아세틸살리실산(아스피린)이란 성분을 만든 것이다.

아스피린은 사용되는 용량에 따라 목적이 다른데 고용량(보통 1회 500mg 이상)으로 사용할 때는 해열, 진통, 소염제로서의 역할을 하고, 저용량(보통 100mg 이하)으로 사용할 때는 항혈전 효과로 심근경색과 뇌경색 등 심혈관계 질환의 예방을 목적으로 한다. 그렇다면 아스피린은 대체 어떤 기전으로 해열, 진통, 소염 작용과 항혈전 작용을 동시에 할 수 있는 것일까?

아스피린의 기전을 살펴보려면 먼저 프로스타글란딘(Prostaglandin, PG)이란 물질에 대한 이해가 필요하다. 프로스타글란딘은 우리 몸에서 염증반응, 발열, 통증, 위점막 보호 등의 다양한 기능을 수행하는 활성 호르몬이다. 이것은 세포막에 존재하는 아라키돈산(Arachidonic acid)을 재료로 사이클로옥시지네이스(Cyclooxygenase, COX)라는 합성 효소에 의해 만들어지며, 이 합성 효소를 아스피린이 비가역적으로 억제함으로써 궁극적으로 프로스타글란딘의 생성을 못하게 하여 해열, 진통, 소염제로서의 기능을 하게 된다.

또한 저용량(100mg 이하)의 아스피린은 혈관을 수축하고, 혈소판의 응집을 일으키는 트롬복산(Thromboxane)이란 물질의 생성을 억제하는 효과가 있는 것으로 밝혀져, 동맥경화증을 일으키는 혈전 생성을 막아 뇌졸중, 심근경색 등의 심혈관계 합병증을 줄이기 위해 최근까지 30여 년간 의사들뿐 아니라 일반인들조차도 베이비 아스피린이란 이름으로 저용량을 복용해 온 것이 사실이다.

그 이후에 아스피린을 복용한 사람들에게서 대장암, 간암, 식도

암, 췌장암, 위암 등의 발생이 감소했다는 논문들이 나오면서 다시 한번 세계의 주목을 받게 되었으나 가장 최근의 결론은 암 발생이 아스피린의 복용으로 줄어든다는 증거는 아직 부족하다는 것이 주된 의견이다. 이 문제는 앞으로 연구가 더 진행되어 확실한 긍정적인 결과가 나오기를 기대해 본다.

미국의 45대 대통령인 트럼프 대통령도 아스피린프로텍드 100mg과 고지혈증 치료제인 크레스토(Rosuvastatin) 10mg, 프로페시아(탈모약) 1mg을 매일 하루 한 번씩 복용한 것으로 알려져 있는데 최근 미국질병예방특별위원회(USPSTF)에서는 과거보다 다소 엄격한 아스피린 사용지침을 발표하기도 했다.

미국질병예방특별위원회에서 진행한 무작위 임상연구

대규모 무작위 임상연구	
ASCEND 연구	표본: 15,480명의 당뇨병 환자 결과: 1일 100mg 아스피린 복용 → 주요 심혈관 질환 12% 감소, 출혈 29% 증가
ARRIVE 연구	표본: 12,546명의 중증도 심혈관 질환 위험도 보유 환자 결과: 1일 100mg 아스피린 복용 → 주요 심혈관 질환 유의한 반응 X, 출혈 2배 증가
ASPREE 연구	표본: 19,114명의 70세 이상 건강한 노인 결과: 1일 100mg 아스피린 복용 → 주요 심혈관 질환 유의한 반응 X, 출혈 38% 증가

미국질병예방특별위원회에서 권고한 아스피린의 사용지침에 의하면 40~59세 사이의 환자는 뇌졸중, 심근경색 등의 심혈관 질환이 발생하기 전에 예방하는 1차적 예방을 목적으로 사용하는 경우 10년 내에 심혈관 질환이 발생할 위험도가 10% 이상이고 아스피린 사용에 대한 이득이 손해보다 클 때 선별적으로 사용하도록 권고하고 있다.

60세 이상의 환자에서는 1차적인 예방을 목적으로 한 아스피린 사용은 권하지 않는다고 하였으나 과거 심혈관 질환이 발생한 환자에게 질환이 재발하지 않게 예방하는 2차적 예방의 경우 연령과 상관없이 반드시 아스피린을 복용해야 한다고 권고하였다.

이는 지금까지의 아스피린 사용지침보다 다소 엄격하게 제한하고 있는 것인데 그 이유는 아스피린이 가지고 있는 뇌출혈과 위장관출혈과 같은 출혈의 위험성 때문이다. 고령일수록 동맥경화증의 예방보다는 출혈로 인한 사망률이 증가하기 때문으로 해석된다.

이러한 지침은 계속 바뀔 것으로 보이며 아스피린의 긍정적인 측면이 계속 보고되기를 기대해본다. 필자도 고혈압, 당뇨, 고지혈증을 가지고 있는 고령의 환자에게는 아스피린의 사용을 선별적으로 제한하여 처방하고 있는 것이 사실이다.

아스피린은 백 년 이상 전 세계의 통증과 발열 증상을 개선시키는 혁명적인 약으로 자리매김하였고, 심혈관 질환을 가지고 있는 특히 관상동맥 우회술과 심혈관 스텐트 삽입술(PTCA)을 받은 환자의 재발 위험성을 낮추는데 매우 중요하게 쓰이고 있다. 아스피린에 대한 연구는 지금까지도 지속적으로 이어지고 있으며 약의 장단점이 재평가되고 있다.

14세 이하의 어린아이, 임신부, 수유부, 천식환자와 소화성 궤양을 가진 사람은 특히 주의해서 사용해야 하며 심혈관계 질환을 예방하는 목적으로 저용량의 아스피린을 복용하는 환자들은 주치의와 상담을 통해 복용 유무를 결정하는 것이 바람직하다고 판단된다.

아울러 대부분의 환자들이 궁금해하는 수술 전 7일간의 아스피린 사용 중단 여부도 시술 혹은 수술 중 많은 출혈이 예상되지 않는 치과에서의 단순 발치나 위내시경 등의 검사 때는 중단할 필요가 없다는 것이 최근의 견해라는 것을 알려 주고 싶다.

과하면 병이 된다,
스테로이드

"선생님, 이거 뼈주사는 아니지요? 친구들이 뼈주사는 뼈, 근육을 다 녹여 버린다고 절대 맞으면 안 된다고 하도 겁을 주더라고요."

"뼈주사가 무엇을 말씀하시는지 잘 모르겠지만 걱정하는 것이 무엇인지는 잘 알 것 같습니다. 환자분은 허리 추간판탈출증으로 경막외 신경 차단술을 하려는 겁니다. 너무 걱정하지 말고 주사 맞으세요."

환자가 말한 뼈주사는 아마도 스테로이드 성분이 포함된 주사라고 생각한다. 의사들이 병원에서 처방하는 주사제, 피부연고제, 안약, 먹는 약 등에 스테로이드 성분이 포함된 경우가 매우 많다. 이것은 스테로이드의 항염증효과와 면역기능 억제에 의한 통증개선, 알레르기 질환을 치료하는 효능 때문이다.

우리 몸에 있는 세포막의 이중 인지질층에서 포스포리파제(Phospholipase)라는 효소에 의해 아라키돈산이 만들어지는데 이것은 다시 여러 효소에 의해 염증과 통증을 일으키는 프로스타글라딘과 면역반응을 일으키는 류코트리엔(Leukotriene)으로 변환된다. 스테로이드는 세포막에서 아라키돈산이 만들어지는 합성과정을 억제함으로써 항염증, 항알레르기 작용을 동시에 할 수 있는 것이다.

스테로이드는 부신피질호르몬(코르티코 스테로이드), 남성호르몬(아나볼릭 스테로이드), 여성호르몬제를 모두 포함하는 용어이지만 보통 병원과 약국에서 처방되는 스테로이드는 부신피질호르몬제이다. 명칭에서도 알 수 있듯이 부신피질에서 분비되는 호르몬이며 코티솔(Cortisol)이라고도 부른다.

부신(Adrenal gland)은 양쪽 신장 위 쪽에 위치해 있으며 중요한 호르몬들을 분비하는 내분비기관으로 엄지손가락 정도의 삼각뿔 모양을 하고 있다. 겉은 피질(Cortex)이라고 하며 코티졸과 알도

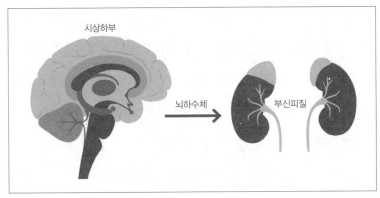

시상하부에서 부신피질로 이어지는 HPA축

스테론, 성호르몬을 분비한다. 속은 수질(Medulla)이라고 하고 에
피네프린(Epinephrine), 노르에피네프린(Norepinephrine)과 같은
카테콜아민(Catecholamine)을 분비하여 혈압조절에 관여하게 된
다. 급성 스트레스 때 나타나는 혈압상승, 빈맥(Tachycardia), 안면
홍조(Facial flushing), 식은땀(Cold sweat) 등이 이 호르몬의 영향
때문이다.

코티솔은 우리 몸을 지켜주는 좋은 호르몬으로 스트레스 호르
몬이라고도 불린다. 스트레스 받은 우리 몸이 적응할 수 있도록 지
질과 단백질을 분해하고 필요한 에너지를 만들기 위해 포도당을
생성하기 때문이다.

그러나 외부에서 장기간 스테로이드(코티솔, 글루코코르티코이드)

를 투여하면 칼슘의 장내 흡수를 감소시켜 골다공증을 유발하고 고혈압과 당뇨병을 일으킬 수 있으며 중심성 비만(몸통과 얼굴에만 살이 찜), 부종, 피부 위축과 자반증 등의 피부 질환, 백내장, 녹내장 등의 안과 질환과 위궤양 등의 소화기 질환의 원인이 될 수 있다.

진료를 보다 보면 관절, 근육, 신경계 질환이 심해 통증을 호소하며 내원하는 환자들이 많은데 이는 각각의 장기에 손상과 함께 염증이 발생해 나타난 증상이므로 주사나 경구제 형태의 스테로이드를 투여하면 증상이 극적으로 개선되는 경우가 많다.

이것은 스테로이드의 강력한 항염증 효과 때문으로 간혹 환자들이 병이 다 나은 것 같다고 착각하는 일이 있을 정도로 통증 개선에 매우 효과적이다. 그러나 스테로이드의 항염증 효과는 그리 오래 가지 못해 평균적으로 2~3주 정도 지나면 염증이 재발해 통증이 나타나게 된다.

이러한 코르티코 스테로이드는 분명 항염증과 항알레르기 효과를 가지고 있어 치료제로 훌륭한 약제임이 분명하지만 무분별하게 남용되는 경우 문제가 될 수 있다. 실제 임상에서 진료를 보는 의사 입장에서 볼 때 여러 병원을 다니며 스테로이드제를 반복 투여받는 환자들을 심심치 않게 경험하게 된다. 필자는 스테로이드를 주사제로 투여할 때 보통 3개월 간격을 유지하려고 노력하고 있으며 불가피하게 고용량의 스테로이드를 장시간 사용해야 할 때는 차차 용량을 줄이면서 복용을 중단하게끔 교육하고 처방하고 있다.

또 다른 형태의 스테로이드로 안드로제닉 아나볼릭 스테로이드(Androgenic anabolic steroid)가 있다. 일종의 성호르몬으로 단백동화 스테로이드라고도 불리며 남성호르몬 수치가 너무 떨어져 있거나 병적으로 적을 때 의사들이 전문약으로 처방한다.

과거 보디빌더 혹은 직업 운동선수들의 근육을 키울 목적으로 사용되기도 했으나 1976년 이후 국제올림픽위원회(IOC)에서 금지 약물로 지정되며 도핑테스트에서 반드시 검사하는 약물이 되었다.

이 스테로이드는 팔다리의 근육만 발달시키지 않고 심장의 근육도 함께 비대하게 만들어 급사의 원인이 될 수 있으며 실제로 약을 사용한 군에서 사망률이 4배 높다는 보고도 있어 무분별하게 사용해서는 절대 안 되는 약물임을 알려준다.

스테로이드는 급성 알레르기 반응으로 인한 아나필락시스가 왔을 때 응급으로 생명을 구하는 약이고 적절히 사용하면 통증에도 좋은 효과를 보이는 약이지만 남용하면 절대 안 되며 의사의 처방대로 복용 유무, 복용 기간을 정확히 지키는 것이 매우 중요하다.

비타민C 폭탄 메가도스,
적정량을 찾아라

연안 무역을 넘어 대항해 시대에 접어 들면서 장기간 항해한 선원과 군인들을 사망에 이르게 한 가장 흔한 원인은 괴혈병(Scurby)이었다. 파도와 바람으로 인한 배의 침몰이나 전투 중에 일어난 외상에 의한 사망이 아니라 괴혈병에 의한 사망이었다는 것은 현재를 살고 있는 우리의 입장에서 볼 때 무척 놀랍고 의아한 일이 아닐 수 없다.

지금은 괴혈병이 비타민C의 부족으로 생긴다는 것이 많이 알려져 있지만 18세기 이전만 해도 알려져 있지 않았기 때문이라고 짐작하며, 이 이야기를 하자면 크리스토퍼 콜럼버스(Christopher Columbus)를 언급하지 않을 수 없다.

1492년 스페인에서 출발해서 서인도 제도를 거쳐 아메리카 대륙을 발견한 크리스토퍼 콜럼버스는 항해 중 괴혈병 증세를 보이며 항해가 불가능할 것 같은 일부 선원을 섬에 두고 갔다.

그는 항해를 마치고 귀환하던 중 섬에 두고 간 선원들이 궁금해져 그 섬으로 다시 돌아갔고, 놀랍게도 다 죽어가던 선원이 모두 건강하게 살아 있는 모습을 볼 수 있었다. 그는 선원들을 보고 매우 놀라워하며 이 섬을 치유의 섬이라는 의미로 퀴라소(Curacao) 섬이라 불렀다고 한다.

하지만 당시에는 육지에서 과일 야채를 통해 비타민C를 섭취해서 나았을 거라고는 그 어느 누구도 생각하지 못해 그 후로도 수백 년 동안 죽음을 건 항해가 이어졌다. 그리고 마침내 1747년 영국 해군의 군의관이었던 제임스 린드(James Lind) 박사가 괴혈병에 걸린 12명의 선원을 대상으로 오렌지와 라임 과즙을 가지고 임상 실험을 진행하였고, 과즙을 먹은 선원들만 회복되는 결과가 나오며 시트러스 과일이 괴혈병을 낫게 한다는 사실이 최초로 밝혀졌다.

이후 라임주스와 절인 양배추를 가지고 항해에 나선 제임스 쿡

선장이 한 명의 낙오자도 없이 원양 항해를 무사히 마치고 귀환하면서, 수많은 선원들이 원인도 모른 채 공포의 괴혈병으로 목숨을 잃던 일도 막을 내렸다.

그로부터 약 이백 년 후 1928년 헝가리의 과학자 알베르트 센트죄르지(Albert Szent Györgyi)가 오렌지, 양배추 등의 식물과 동물의 부신으로부터 헥수론산(Hexuronic acid)을 분리해 기니피그에 투여했다. 이물질을 투여받은 기니피그는 괴혈병에 걸리지 않아 헥수론산이 괴혈병을 예방한다는 사실을 최초로 발견했다.

그 후에 1932년 헥수론산의 화학구조를 영국의 과학자 월터 노먼 호어스(Walter Norman Haworth)가 밝혀서 아스코르브산(Ascorbic acid)이라고 명명하였으며, 이것은 항괴혈병 인자(Anti-scurby)라는 의미에서 만들어진 이름이라 한다.

비타민C는 우리 몸에 반드시 필요하나 다른 육식동물과 다르게 사람과 원숭이 등 유인원은 몸에서 비타민C를 합성하지 못해 외부에서 투여해야 하는 영양소이다. 그렇다면 비타민C는 우리 몸에서 도대체 어떤 작용을 하길래 반드시 필요한 것일까?

지금까지 밝혀진 효능 중 가장 대표적인 것은 우리 몸의 결체조직(혈관, 근육, 뼈 등)을 구성하는 콜라겐을 합성하는 조효소 역할을 하여 인체조직의 골격을 유지하는 매우 중요한 역할을 한다는

비타민C 구조

것이다. 또 활성 산소를 제거하는 항산화 작용을 통해 세포의 변형
과 일부 암을 예방하는 효과가 있다고 알려져 있다. 일부에서는 면
역 기능의 개선과 피로회복, 감기 등 바이러스 질환의 증상 개선과
지속 기간을 단축시킨다는 연구 결과도 보고하고 있다.

한국 영양학회에서는 비타민C의 성인기준 하루 권장 섭취량
(Recommended daily allowance, RDA)을 여자 75mg, 남자 90mg으
로 규정하고 있으며 하루 최대 허용량을 2,000mg으로 제시하고 있
다.

비타민C의 적정 복용량이 얼마인지는 명확하게 정해진 것이
없는 상황에서 노벨상을 두 번이나 수상한 라이너스 폴링(Linus
Pauling) 박사는 1968년 사이언스라는 잡지에서 "비타민의 메가용
량"이라는 논문을 발표하였는데 지금 성인기준 하루 권장 섭취량

의 60~180배에 달하는 6~18g을 매일 복용할 것을 권하였으며 그 자신도 그만큼 복용한 것으로 알려져 있다.

그의 논문 발표 이후 1970년대에는 '감기의 치료제는 비타민C' 라는 것이 공식이 되어 범세계적으로 퍼지는 현상이 나타나기도 했으며 지금도 감기나 독감에 걸렸을 때 비타민C만으로 치료하는 사람들이 의외로 많다.

이후에도 비타민C의 효능에 대한 수많은 연구가 진행되었으나 항암작용, 면역기능 개선 등에 대해 연구 기관마다 다른 결과를 발표하여 비타민C의 명확한 기능과 장점에 대해서 좀 더 정립이 필요하지만 필자는 고용량의 비타민C를 급성 발열을 동반한 호흡기 질환 환자나 항암치료를 하는 환자에게 수액주사를 통하여 공급해 증상이 많이 호전된 사례를 여러 번 경험했다.

하지만 비타민C를 하루 섭취 권장량보다 100배에서 200배 이상 고용량을 혈관으로 직접 주사하는 메가도즈 치료(Mega-dose Therapy)를 반대하는 의사들도 있는데 이들은 비타민C가 장에서 어느 정도 흡수되면 대부분 소변으로 빠져나가고 혈중 농도가 더이상 오르지 않으며 오히려 설사, 요로결석 등의 부작용만 증가한다는 논고로 필요 없다고 주장한다. 반대로 메가도즈 치료가 필요하다고 하는 의사들은 비타민C는 수용성이라 몸에 축적되지 않고 몸 밖으로 배출되어 부작용이 거의 없으며 여러 연구에서 다양한 질환의 치료와 개선 효과가 있다고 입증된 결과가 있다는 것을 근거로 효용성을 주장하고 있다.

현대인들은 괴혈병에 걸리지 않을 정도의 비타민C를 일상생활에서 섭취하는 음식으로 통해 충분히 공급받고 있어 약까지 복용할 필요는 없어 보이지만 메가도즈 치료를 한 번 시도하고 싶은 환자를 위해 몇 가지 가이드 라인을 제시한다.

첫째, 가급적 공복 시에는 섭취하지 않기를 바란다. 비타민C는 산도가 낮아 위장이 좋지 않은 환자는 속쓰림 등의 부작용이 발생할 수 있고 식사 후 몸에서 만들어진 활성 산소를 제거하는 데 도움이 되니 식사 중이나 후에 복용할 것을 권고한다.

둘째, 물을 많이 마시길 당부한다. 고용량의 비타민C가 옥살산염(Oxalate)의 형태로 배설되어 탈수가 되면 칼슘과 결합하여 요로결석의 가능성이 많아진다는 것이다.

셋째, 마그네슘, 피리독신(Vit-B6)과 같은 영양소와 같이 복용하면 요로결석의 원인인 옥살산염의 생성을 억제한다는 것이며 마지막으로 신장 기능이 좋지 않은 사람은 복용에 주의를 해야 한다.

또한 수용성 비타민인 비타민C는 6시간이면 몸에서 대부분 배출됨으로 메가도즈로 복용할 때는 하루 3~4회로 나누어 복용하는 것이 좋으며 설사, 복통 등의 부작용이 생기면 증상을 유발한 용량의 70~80% 정도의 용량으로 복용하기를 권고하고 있다.

끝으로 2020년 미국 연방정부가 미국인의 식이에 대해 "건강에 도움이 되는 모든 영양소와 기타 구성성분은 가능하다면 음식을 통해서 우선 공급되어야 한다"고 가이드라인을 제시했다.

수많은 건강 기능식품과 영양제가 범람하는 요즘 이 가이드라인이 시사하는 바가 크며 우리 자신이 약이나 건강 보조제에 과하게 의존하고 있진 않은가 되돌아보기를 바란다.

비타민D의 재조명

　허리가 구부러진 할머니가 손녀로 보이는 젊은 여성과 함께 병원에 내원했다.

　"할머니, 어디가 아파서 오셨어요?"

　"나이가 들면서 허리가 굽고 점점 끊어질 것처럼 아파요."

　함께 온 젊은 여성은 할머니가 몇 년 전부터 혼자서는 밖으로 나가기 힘들어서 계속 집안에만 계셨다며 햇볕을 전혀 쐬지 못하니까 혹시 비타민D가 부족해서 생긴 구루병이 아닌가 걱정되어 모시고 왔다고 덧붙였다.

"그러세요? 구루병은 소아에게서 발생하는 병이에요. 비타민D가 부족해서 뼈가 휘어지고 골이 성숙되지 않아 발생하는 것이죠. 할머니는 아마도 골다공증이 심해서 척추뼈에 압박골절이 반복적으로 생기며 허리가 앞으로 휜 것이 아닌가 싶네요."

이어서 척추 엑스선 검사, 골밀도 검사, 혈액을 통한 비타민D 검사를 진행했다. 검사 결과 골다공증의 정도를 수치로 보는 T-score는 -4.3(-2.5 이하이면 골다공증으로 진단)이었고, 엑스레이 검사 결과 흉추와 요추에 다발성 압박골절 소견이 관찰되었다. 혈액 검사에서는 비타민D의 농도가 $18ng/m\ell$로 정상 범위($20\sim60ng/m\ell$)보다 낮은 수치로 측정되었다.

"비타민D 수치가 약간 낮게 나왔지만 할머니는 골다공증이 심해서 허리가 구부러진 것이지 구루병은 아닙니다. 조금 젊으셨을 때 골다공증 검사를 해서 미리 약을 썼다면 지금보다는 조금 더 나은 상태였을 것 같다는 아쉬움이 남네요. 그래도 통증이 많이 심하지 않은 것이 그나마 다행이네요.

"그럼 할머니의 허리가 펴지기는 힘들겠군요?"

"네, 아마 그럴 겁니다. 지금이라도 골다공증 치료를 하지 않으면 대퇴골과 다른 뼈의 골절로 이어질 위험이 매우 높아 빨리 치료해야 할 것 같습니다."

"네, 선생님! 잘 치료해 주세요."

비타민D는 햇볕을 쐬면 우리의 피부에서 콜레스테롤로부터 합성되는 비타민의 일종으로 호르몬의 역할을 한다. 그러니 햇빛을 많이 쐬면 외부에서 굳이 보충을 해주지 않아도 된다는 것이다. 그러나 현실적으로 몸의 대부분을 노출해서 하루 15~20분 정도 일광욕을 한다는 것이 현대인에게 그리 쉬운 이야기는 아니다. 과도한 자외선 노출은 피부암을 일으킬 수 있으며 피부노화의 주범이기도 하기 때문이다.

성인기준 하루 필요한 권장량은 400~1,000IU(International unit) 정도이며 비타민D의 농도가 많이 낮은 경우 하루 4000IU까지도 권장하고 있다. 비교적 비타민D가 많이 함유되어 있는 연어, 정어리 등과 같은 지방이 많이 함유된 생선과 표고버섯, 달걀, 버터, 마가린 등으로도 공급이 가능하나 매우 많은 양을 섭취해야만 한다.

그래서 경구약과 주사제의 형태로 비타민D가 공급되고 있으며 이는 식품을 통한 섭취나 햇볕을 통해 합성된 비타민D와 동등한 효과가 있는 것으로 알려져 있다. 또한 비타민D는 지용성(Fat-soluble) 비타민이므로 지방조직에 많이 저장되기 때문에 비만인

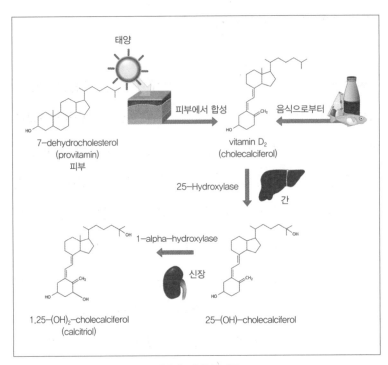

태양

7-dehydrocholesterol
(provitamin)
피부

피부에서 합성

vitamin D₂
(cholecalciferol)

음식으로부터

25-Hydroxylase

간

1-alpha-hydroxylase

신장

1,25-(OH)₂-cholecalciferol
(calcitriol)

25-(OH)-cholecalciferol

비타민D의 합성 과정

사람은 정상 체중인 사람에 비해 혈중 비타민D의 농도가 낮게 나
타난다. 실제로 비만도(BMI)가 1% 증가할 때 혈중 비타민은 1.5%
감소하는 것으로 보고되고 있다. 그렇다면 비타민D는 어떻게 뼈
의 건강을 책임지게 되는 것일까?

비타민D는 소장에서 칼슘과 인의 흡수를 촉진시켜 뼈와 치아에
축적시킨다. 동시에 신장에서도 칼슘과 인의 재흡수를 도와 혈액

내의 칼슘과 인의 농도가 적절히 유지될 수 있게 하고 뼈의 무기질화를 증진함으로써 뼈의 건강을 지키는 것이다. 또한 근력을 유지시키며 면역조절 기능과 항암작용도 한다고 알려져 있으나 이에 대한 연구는 좀 더 진행되어 축적된 결과가 나와야 확실한 효과를 말할 수 있을 것으로 생각한다.

비타민D가 결핍되면 고혈압과 당뇨의 발생률도 높아질 수 있으며 갑상선, 류마티스 질환 등의 자가면역 질환도 함께 증가한다는 보고도 있어 부족하면 안되는 성분임은 분명해 보인다. 문제는 어느 정도의 비타민D 농도가 적정 농도인지에 대한 의문이다.

현재 우리나라와 미국 등 여러 나라에서 비타민D의 정상 범위를 $30ng/ml$ 이상으로 규정하고 있으며 실제로 대부분의 병원에서 이 기준을 따라 비타민D 치료를 시행하고 있다. 이 기준을 따르면 우리나라 성인 인구의 90%가 결핍 수치로 나오며 $20ng/ml$ 이하를 기준으로 한다고 해도 70%에서 부족하다고 나온다.

그렇다면 정말로 대부분의 사람들에게서 비타민D가 결핍되어 골다공증과 골감소증이 발생하고, 그로 인해 골절의 위험이 증가하느냐 하는 의문이 남는다. 2016년 미국 의학잡지인 〈NEJM(New England Journal of Medicine)〉에서 대규모 임상연구를 통해 도출한 결과를 발표했는데 비타민D의 보충요법이 골절의 위험성도 줄이지 못하고 심혈관 질환의 예방에도 도움이 되지 않았으며 오히려 과도한 비타민D 섭취로 과칼슘혈증(Hypercalcemia)이 발생하고 이로 인해 신장결석, 연부조직의 석회화, 동맥의 칼슘 침착 등이 발생해 심혈관 질환의 증가로 이어진다는 것이었다.

이 발표 이후 이어서 나온 여러 논문에서도 비타민D 치료군에서 골절의 위험도가 오히려 증가했으며 다른 질환의 예방에도 크게 기여하지 못했다는 결과가 발표되면서 '비타민D 치료가 과연 필요한가'라는 근본적인 의문이 제기되고 있는 상황이다.

그럼에도 불구하고 비타민D의 부족은 골다공증, 면역 관련 질환과 연관이 있다는 것은 부정할 수 없는 사실이므로 일정량의 비타민D가 우리 몸에 반드시 필요한 영양소라는 것에는 반론의 여지가 없다. 다만 최근 10여 년간 폭발적으로 증가한 비타민D 검사와 보충요법은 약간의 수정이 필요해 보인다.

이렇게 하려면 비타민D의 정상적인 혈중농도를 현재의 기준보다 좀 더 합리적으로 조절하는 작업이 우선되어야 할 것으로 보이며, 참고로 2016년 발표한 NEJM의 연구에 동의하는 미국 가정의학회에서는 비타민D의 적정 농도를 $12{\sim}20ng/m\ell$로 제시했다.

마지막으로 비타민D에 대한 맹목적인 신념과 복용 의지가 있지는 않은지 스스로 되돌아보기를 바라며 실제로 치료받고 있는 환

자들은 다니는 병원에서 담당 선생님과 다시 상의하여 치료 방침
을 세우기를 권고한다.

오늘도 괜찮다고 말하는
당신이 꼭 알아야 할

사소한 건강 신호

초판 1쇄 발행 2023년 11월 1일

지은이 김영철

펴낸이 김남전
편집장 유다형 | 기획·편집 이경은 | 디자인 양란희
마케팅 정상원 한웅 정용민 김건우 | 경영관리 임종열 김다운

펴낸곳 ㈜가나문화콘텐츠 | 출판 등록 2002년 2월 15일 제10-2308호
주소 경기도 고양시 덕양구 호원길 3-2
전화 02-717-5494(편집부) 02-332-7755(관리부) | 팩스 02-324-9944
홈페이지 ganapub.com | 포스트 post.naver.com/ganapub1
페이스북 facebook.com/ganapub1 | 인스타그램 instagram.com/ganapub1

ISBN 979-11-6809-109-2 03510

※ 본문 사진 출처: www.shutterstock.com
※ 책값은 뒤표지에 표시되어 있습니다.
※ 이 책의 내용을 재사용하려면 반드시 저작권자와 ㈜가나문화콘텐츠의 동의를 얻어야 합니다.
※ 잘못된 책은 구입하신 서점에서 바꾸어 드립니다.
※ '가나출판사'는 ㈜가나문화콘텐츠의 출판 브랜드입니다.

가나출판사는 당신의 소중한 투고 원고를 기다립니다. 책 출간에 대한 기획이나 원고가 있으신
분은 이메일 ganapub1@naver.com으로 보내주세요.